AF397288

TABLEAUX SYNOPTIQUES
D'EXPLORATION CHIRURGICALE
DES ORGANES

LA MÉDECINE EN TABLEAUX SYNOPTIQUES
A L'USAGE DES ÉTUDIANTS ET DES PRATICIENS
COLLECTION VILLEROY

EN VENTE :

SÉRIE A 5 FRANCS LE VOLUME :

Tableaux synoptiques d'Anatomie descriptive, par le Dr Boutigny. 1900, 2 vol. in-8, cart. Chaque volume... 5 fr.

Tableaux synoptiques de Diagnostic sémiologique et différentiel, par le Dr Coutance. 1899, 1 vol. in-8, 200 pages, cartonné.. 5 fr.

Tableaux synoptiques d'Exploration chirurgicale des organes, par le Dr Champeaux. 1901, 1 vol. in-8, 200 pages, cartonné.. 5 fr.

Tableaux synoptiques d'Hygiène, par le Dr Reille. 1900, 1 vol. in-8, 200 pages, cart...... 5 fr.

Tableaux synoptiques de Pathologie interne, par le Dr Villeroy. *2e édition revue et corrigée.* 1899, 1 vol. in-8, 224 pages, cartonné... 5 fr.

Tableaux synoptiques de Pathologie externe, par le Dr Villeroy. *2e édition revue et corrigée.* 1899, 1 vol. in-8, 200 pages, cartonné... 5 fr.

Tableaux synoptiques de Pathologie générale, par le Dr Coutance. 1899, 1 vol. in-8, 200 pages, cartonné... 5 fr.

Tableaux synoptiques de Symptomatologie clinique et thérapeutique, par le Dr M. Gautier. 1900, 1 vol. in-8, cart.. 5 fr.

Tableaux synoptiques de Thérapeutique descriptive et clinique, par le Dr Henri Durand. 1899, 1 vol. in-8, 200 pages, cartonné... 5 fr.

SÉRIE ILLUSTRÉE A 6 FRANCS LE VOLUME :

Tableaux synoptiques d'Anatomie topographique, par le Dr Boutigny. 1900, 1 vol. in-8, avec fig., cart.. 6 fr.

Tableaux synoptiques de Médecine opératoire, par le Dr Lavanède. 1900, 1 vol. in-8 avec 151 figures, cartonné... 6 fr.

Tableaux synoptiques d'Obstétrique, par les Drs Jean Saulieu et G. Lebief. 1900, 1 vol. in-8 avec 200 photographies d'après nature et 111 figures, cart.............................. 6 fr.

EN PRÉPARATION :

Tableaux synoptiques de Médecine légale et de Toxicologie, par le Dr Reille. 1901, 1 vol. in-8.

Tableaux synoptiques d'Exploration médicale des organes. 1901, 1 vol. in-8, 200 pages, cartonné... 5 fr.

LIBRAIRIE J.-B. BAILLIÈRE ET FILS

BOUCHUT (E.). — **Traité de Diagnostic et de Sémiologie.** 1 vol. gr. in-8 de 692 p., avec 160 figures... 12 fr.

BOUGLÉ et CAVASSE. — **Le premier Livre de Médecine.** Manuel de propédeutique, pour le stage hospitalier. 1897, 1 vol. in-18 jésus de 978 p. et fig., reliure peau souple, tête dorée...... 12 fr.

COIFFIER. — **Précis d'Auscultation.** *4e édition*, 1897, 1 vol. in-18 jésus de 180 p., avec 93 fig. coloriées, cartonné... 5 fr.

GRASSET (J.). — **Diagnostic des Maladies de la Moelle.** Siège des lésions. 1899, 1 vol. in-16 de 96 p., cart. (*Actualités médicales*)... 1 fr. 50

HALLOPEAU (H.). —**Traité élémentaire de Pathologie générale**, par H. Hallopeau, professeur agrégé à la Faculté de médecine de Paris. *5e édition*, avec la collaboration de M. le Dr A. Cavasse. 1898, 1 vol. in-8 de 780 p., avec 176 fig. noires et coloriées........................... 12 fr.

JAKOB, LÉTIENNE et CART. — **Atlas Manuel du Diagnostic clinique**, par le professeur Jakob, *2e édition française* par Létienne. 1899, 1 vol. in-16 de 356 p., avec 63 pl. coloriées et 74 fig., relié en maroquin souple, tête dorée.. 15 fr.

JEANNEL. — **Arsenal du Diagnostic médical**, exposé, appréciations et applications thérapeutiques des appareils et instruments en usage au lit du malade. 1 vol. in-8, 450 p., 200 fig... 7 fr.

LEFERT. — **Aide-mémoire de Pathologie interne.** *6e édition*, 1899, 3 vol. in-18 de 858 p., cartonné.. 9 fr.

— Le même en 1 volume relié en maroquin souple, tête dorée............................. 10 fr.

— **Aide-mémoire de Clinique médicale et de Diagnostic.** 1 vol. in-18, cart............... 3 fr.

— **Aide-mémoire de Clinique chirurgicale et de Diagnostic.** *2e édition*, 1901, 1 vol. in-18, cartonné.. 3 fr.

MAYET (F.-O.). — **Traité élémentaire de Diagnostic médical et de Sémiologie**, par le Dr Mayet, professeur à la Faculté de médecine de Lyon, médecin des hôpitaux. 1898, 2 vol. in-8 de 1700 p., avec 300 figures... 24 fr.

11173-00. — Corbeil. Imprimerie Éd. Crété.

LA MÉDECINE EN TABLEAUX SYNOPTIQUES
COLLECTION VILLEROY

TABLEAUX SYNOPTIQUES

D'EXPLORATION CHIRURGICALE

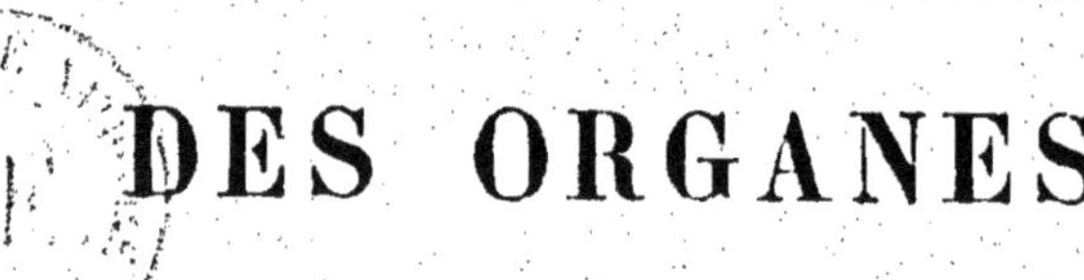

DES ORGANES

A L'USAGE

DES ÉTUDIANTS ET DES PRATICIENS

PAR

Le Docteur CHAMPEAUX

ANCIEN INTERNE DES HÔPITAUX

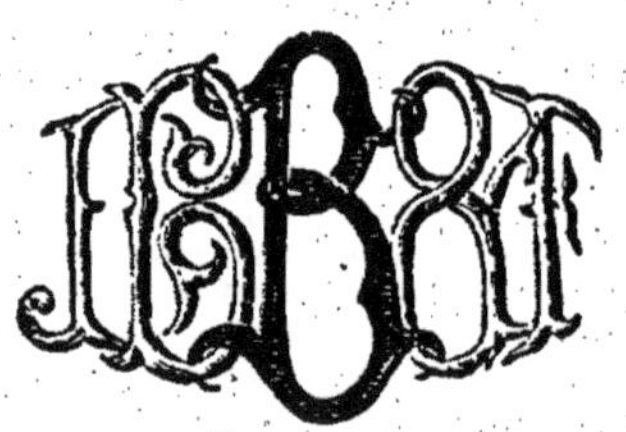

PARIS

LIBRAIRIE J.-B. BAILLIÈRE ET **FILS**

19, rue Hautefeuille, près du Boulevard Saint-Germain

—

1901

PRÉFACE

Ce livre est nouveau par l'idée qu'a eue l'auteur de réunir synthétiquement tous les procédés et toutes les méthodes actuellement employés pour l'exploration superficielle ou profonde des organes, *dans un but de diagnostic*.

La partie chirurgicale, que nous présentons aujourd'hui au public, se divise en deux parties :

Dans la première, nous traitons des *différents modes d'exploration des organes envisagés d'une manière générale*, c'est-à-dire des méthodes ou des procédés d'investigation applicables indistinctement à tous les organes.

Dans la deuxième partie, nous étudions plus spécialement les *méthodes et les procédés d'exploration employés pour chacun des organes en particulier* et nous étudions d'abord les résultats que donne la méthode d'observation, c'est-à-dire les renseignements fournis par l'*inspection*, la *palpation*, la *percussion*, l'*auscultation*, toutes sensations qui nous sont directement fournies par nos sens, et ensuite nous étudions les résultats que donne la méthode d'expérimentation ou méthode appliquée, c'est-à-dire les manœuvres exigeant des appareils plus ou moins compliqués, le plus souvent simples et cliniques, dont nous décrivons le mécanisme et la technique.

On trouvera, en outre, à la fin de cet ouvrage, un long tableau des *opérations* pratiquées sur le vivant, avec le nom de l'inventeur et leurs indications, semblable à celui qui se trouve à la fin des *Tableaux synoptiques de Diagnostic différentiel et sémiologique*.

Ce livre est donc essentiellement pratique et nous espérons que, par sa nouveauté, il répondra aux desiderata des étudiants et des jeunes médecins.

Août 1900.

Dr CHAMPEAUX.

TABLEAUX SYNOPTIQUES
D'EXPLORATION CHIRURGICALE DES ORGANES

I

MÉTHODES GÉNÉRALES COMMUNES A TOUS LES ORGANES [1]

1. MÉTHODE D'EXPLORATION CLINIQUE SIMPLE

EXAMEN........	1° **Procédés généraux**...	Chaque fois qu'un malade vous appelle ou arrive dans une salle d'hôpital, on doit procéder à son examen en suivant un ordre méthodique, et recueillir les divers renseignements que fournissent d'abord l'inspection, la palpation, la percussion et l'auscultation.
	2° **Procédés spéciaux**..	Ce n'est qu'après avoir épuisé ces moyens qu'on a recours aux procédés spéciaux (cathétérisme, etc.).
INSPECTION.......	Elle montrera :..	1. L'état de santé général de l'individu. 2. L'état de shock et de coma. 3. La pâleur de cire dans les cas d'hémorragies internes. 4. Les plaies extérieures (et les vergetures).. 5. Les contusions et ecchymoses. 6. Les déformations des membres par *fractures*. 7. Les anomalies et déformations congénitales ou *professionnelles*. 8. Les tumeurs bénignes ou malignes. 9. Les voussures thoraciques. 10. Les marques d'opérations anciennes ou les cicatrices vicieuses par brûlures, etc.
PALPATION.......	C'est grâce à elle surtout qu'on arrivera :.....	1. A affiner le diagnostic. 2. A délimiter le trait d'une fracture. 3. A circonscrire les tumeurs en les rattachant, de par leur situation anatomique, à l'organe en cause et à rechercher leur *mobilité*. 4. A différencier les kystes des tumeurs solides (fluctuation). 5. A faire en grande partie les diagnostics *abdominaux*.
PERCUSSION......		Elle joue un grand rôle dans le diagnostic du *contenu* des tumeurs. Elle permet de distinguer la tumeur solide du kyste, le contenu des différentes variétés de hernies, les congestions, etc.
AUSCULTATION..		Ce mode d'examen est peu employé en chirurgie. C'est par excellence le procédé le plus sûr pour les diagnostics médicaux ou obstétricaux : elle est en effet à la médecine ce que la palpation est à la chirurgie.

(1) Les méthodes générales histo-bactériologiques seront traitées dans les *Tableaux synoptiques d'exploration médicale des organes.*

2. EXAMEN CLINIQUE COMPLET [1]

I. — EXAMEN DE LA RÉGION MALADE.

MODE D'EXAMEN
1. Mettre à nu la partie malade.
2. Se placer dans de bonnes conditions d'éclairage.
3. Recouvrir le malade d'alèzes chaudes, pour éviter qu'il ne se refroidisse.

DIVISION

On pourra avoir affaire :

1° A un traumatisme......
1. Hémorragie.
2. Fracture.
3. Rupture.

2° A une lésion organique.
1. Douleur.
2. Forme.

3° A une maladie congénitale.
1. Arrêt de développement.
2. Tumeurs dermoïdes.

SYMPTÔMES LES PLUS FRÉQUENTS.....

Nous étudierons seulement les symptômes locaux, objectifs ou sensibles. Ils sont fournis par :
1. Ouïe.
2. Odorat.
3. Vue .... } Ces deux derniers sont les sens vraiment chirurgicaux.
4. Toucher.....

I. — SENS DE L'OUÏE.

BRUITS SPONTANÉS.....

1° Sifflement trachéal.... } Dans la pénétration de corps étrangers dans les voies aériennes.

2° Tirage et cornage... } Dans tout obstacle laryngien.

3° Souffles .....
1. Des anévrysmes.
2. Des tumeurs cirsoïdes.
3. Des sarcomes télangiectasiques.

4° Bruits de clapotement et de drapeau.

5° Bruit de cuir neuf....... } Dans les inflammations des séreuses.

BRUITS PROVOQUÉS PAR LE CHIRURGIEN....

1° Crépitation.. | Dans les fractures. (Crépitation nerveuse, emphysémateuse, etc.)

2° Bruit hydro-aérique.... } Hydropneumothorax.

3° Bruit de choc d'un explorateur métallique. } Sur un calcul contenu dans la vessie.

BRUITS PERÇUS PAR LE MALADE.

1° Bruit de pot fêlé......... } Dans les fractures craniennes.

2° Bruit de craquement. } Dans les fractures des os longs.

3° Coup de fouet. } Dans les ruptures tendineuses ou veineuses (à la jambe surtout et aux reins).

4° Coup de pistolet .... } Dans l'anévrysme du sinus caverneux et de la carotide interne.

[1] Ce tableau a été inspiré par la lecture des premières pages du livre de MM. Duplay, Rochard et Demoulin sur le *Diagnostic chirurgical*, dont il est presque un résumé.

II. — SENS DE L'ODORAT.

NATURE DU PUS. { Suivant son degré de fétidité.... { Cet élément est surtout précieux dans les cas de suppurations périrectales ou péri-intestinales en général. On sait que ces abcès avoisinant le tube digestif sentent horriblement mauvais.

GAZ INTESTINAUX OU MATIÈRES.......... { Sortant par l'orifice d'une plaie.

ODEUR PARTICULIÈRE. { 1° Des suppurations utérines. | D'origine puerpérale, par rétention d'un placenta macéré et putréfié.
{ 2° Du cancer... | Et en particulier de l'épithélioma utérin.

ODEUR AMMONIACALE. | Des urines fermentées.

III. — SENS DE LA VUE.

ATTITUDES....... { 1° Membre inférieur en abduction dans le deuxième degré de la coxalgie en adduction dans le troisième.
{ 2° Déformations des luxations.
{ 3° Certaines fractures de la diaphyse des os longs.
{ 4° Contractures ou paralysies musculaires.
{ 5° Claudication.

FORME............ { 1° Examen..... { 1. Des méplats.......... } { 2. Des saillies............ } Normaux. { 3. Des reliefs musculaires. }
{ 2° Étude d'une tumeur : Est-elle :... { 1. Régulière ou irrégulière. { 2. Lisse ou mamelonnée. { 3. Piriforme, ovoïde ou cylindrique. { 4. Plate ou sphérique.

VOLUME........ { La comparaison la plus habituelle se fait avec.................... { 1. Un pois. { 2. Une noisette. { 3. Une noix. { 4. Une mandarine. { 5. Une orange. { 6. Un œuf de poule. { 7. Une tête fœtale ou le poing.

COLORATION ..... { 1° Teinte jaune-paille des cancéreux.
{ 2° Teinte terreuse des cachectiques.
{ 3° Variations de teinte de l'ecchymose qui passe par :........ { 1. Le bleu. { 2. Le violet. { 3. Le vert. { 4. Le jaune.
{ 4° Coloration rougeâtre et rosée des inflammations chaudes.
{ 5° Couleur rouge ou atone des bords d'une plaie.
{ 6° Coloration noire de la mélanose.
{ 7° Varicosités superficielles et dilatation veineuse sous-cutanée.
{ 8° Macules rouges *cuivrées* de la syphilis.
{ 9° Couleur bronzée des vieux ulcères variqueux.
{ 10° Taches cornéennes opaques (synéchies).
{ 11° Couleur différente du sang artériel et veineux.
{ 12° Eclairage des cavités naturelles par la lumière électrique.

IV. — SENS DU TOUCHER.

C'est le sens chirurgical par excellence. — La chirurgie est l'œuvre de la main (Pr Guyon).

CONSISTANCE....
- 1º Liquide infiltré......... Œdème avec formation du *godet* et empâtement mou spécial.
- 2º Fluctuation (Voy. p. 16).
- 3º Rénitence.
- 4º Fausse fluctuation.....
  1. Des masses musculaires.
  2. Des lipomes.
  3. Des myxomes.
  4. Des fibromes œdémateux.
  5. Des tumeurs encéphaloïdes du sein et du testicule.
  6. Des fongosités articulaires et tendineuses.
- 5º Gaz infiltrés. Sensation pâteuse et même crépitante.

SENSIBILITÉ...
- 1º Anesthésie ou perte des trois sensibilités.
  1. *Au contact...* On enfoncera doucement une épingle en un point du corps, en comparant le côté sain et le côté malade. Le compas de Weber n'est pas usité en clinique.
  2. *A la température....* On se servira d'un verre, d'une cuiller, etc.
  3. *A la douleur.* On enfoncera la pointe d'une aiguille dans les tissus, ou encore on agira par traction sur les poils.
- 2º Hyperesthésie.
  1. Spontanée.
  2. Provoquée.
- 3º Douleur...... Elle peut être :
  1. Tensive, pongitive ou pulsatile dans les inflammations.
  2. Gravative dans les affections viscérales.
  3. Lancinante dans les névralgies, le cancer.
  4. Térébrante dans les ulcères douloureux.
  5. Cuisante et mordicante dans les brûlures.
  6. Ostéocope dans les maladies des os.

TEMPÉRATURE LOCALE........
1. On l'obtient en plaçant le *dos de la main* sur la surface malade.
2. Il y a d'ailleurs un *thermomètre local* dont le réservoir élargi s'applique sur la peau.
3. Il faut le laisser un quart d'heure en place.

MENSURATION...
1. On se sert du ruban métrique et des points de repère *osseux* (saillies osseuses, apophyses) ou des interlignes articulaires.
2. Les cyrtomètres ou pelvimètres ne sont guère employés.

CRÉPITATION..... (Voy. p. 17.)

BATTEMENTS ET FRÉMISSEMENTS
1. Sensation d'*expansion* des anévrysmes.
2. *Thrill murmur* de Hunter des anévrysmes variqueux.

MOBILITÉ...... ...

On l'obtient en saisissant la tumeur par sa base et en masse.
Dans le cas de connexions musculaires, on fera contracter les muscles sous-jacents.

- On recherche également :...
  1. La mobilité de la peau sur la tumeur.
  2. La mobilité anormale des fractures qu'on obtient en imprimant aux deux fragments des mouvements en sens inverse.
  3. La mobilité latérale dans les affections du genou.
  4. La mobilité des tumeurs abdominales, si importante pour les diagnostics viscéraux.
- A signaler encore :........
  1. La réductibilité des hernies.
  2. La disparition des tumeurs sanguines.
  3. La fuite des corps articulaires.
  4. La mobilité de segments osseux (esquilles) dans une caverne.

II. — EXAMEN DES RÉGIONS VOISINES DE LA PARTIE MALADE.

PEAU .... | Changement de coloration de la peau.

GANGLIONS .... { 1. Zone périlymphangitique.
{ 2. *Envahissement avec tuméfaction des ganglions.*

APPAREIL CIRCULATOIRE .. { État du système veineux superficiel.

MUSCLES .... { Amyotrophies (tout membre au repos s'atrophie et tout muscle ou groupe de muscles au voisinage d'une articulation malade s'atrophie également).

ARTICULATIONS. | Épanchement dans une articulation voisine.

SQUELETTE .... { 1. Lésions du squelette : hyperostose.
{ 2. Scolioses de compensation.

III. — EXAMEN DES PRINCIPAUX ORGANES.

REMARQUE .... { Un examen de malade, pour être *complet* et valable, doit non pas se borner à l'étude de la région envahie et directement intéressée, mais bien à celle de tous les systèmes organiques, ne formant qu'un seul et même tout harmonique.

SYSTÈME CUTANÉ .... {
1. Cicatrices anciennes.
2. Taches chéloïdiennes.
3. Lésions de grattage.
4. Furonculose généralisée.
5. Adhérences.
6. Application de sangsues ou de vésicatoires.
7. Angiomes.
8. Troubles de coloration.
9. Nodules sous-cutanés.
10. OEdème.

SYSTÈME MUSCULAIRE .... {
1. Atrophies.
2. Ruptures.
3. Dégénérescences.
4. État de maigreur.

APPAREIL CIRCULATOIRE.

1° Cœur ....

1. *Inspection* .... { 1. Voussure précordiale.
{ 2. Ondulations.
{ 3. Choc systolique de la pointe.
{ 4. Rétraction de la paroi.

2. *Palpation* .... { 1. Choc cardiaque.
{ 2. Bruits claqués.
{ 3. Palpitations.

3. *Percussion* ... | Matité.

4. *Auscultation* . On recherchera les bruits normaux ou anormaux .... {
1. A l'orifice mitral (pointe du cœur, en bas et à gauche du mamelon).
2. A l'orifice tricuspidien (à l'appendice xiphoïde).
3. A l'origine de l'aorte (au 2° espace intercostal droit).
4. A l'origine de l'artère pulmonaire (au 2° espace intercostal gauche).

Les bruits pouvant être .... {
1. Intracardiaques purs.
2. Intracardiaques .... { 1. Péricardiques.
{ 2. Pulmonaires.
{ 3. Gastriques.

2° Vaisseaux ......
1. Athérome .... | Artères en tuyau de pipe (qu'on cherche à la radiale).
2. Double souffle crural de Durozier dans l'insuffisance aortique.
3. Bruit de rouet ou de diable des jugulaires.
4. Souffle systolique des pédicules et kystes ovariens.
5. Souffles fœtaux et maternels.

APPAREIL RESPIRATOIRE

1° Poumons

- *1. Inspection* :
  1. Saillie des côtes.
  2. Saillie du thorax.
  3. Dépressions périclaviculaires.
  4. Bombement de la partie inférieure du thorax, dans la pleurésie.
- *2. Palpation* :
  1. Augmentation.
  2. Abolition..... } Des vibrations thoraciques.
  3. Diminution...
- *3. Percussion* :
  1. Zones de matité.
  2. Zones de sonorité.
  3. Le poumon est normalement sonore.
- *4. Auscultation*. On recherchera :
  1. Les bruits normaux avec leur :
     1. Intensité.
     2. Rythme.
     3. Caractère.
  2. Les bruits pathologiques..... :
     1. Râles.
     2. Crépitations.
     3. Souffles.
     4. Gargouillements.
     5. Frottements.

2° Larynx
1. Sifflement.
2. Ronflement trachéal.
3. Bruits de tremblotement.

TUBE DIGESTIF

1° Bouche
1. Langue saburrale.
2. Gencives saignantes.
3. Ulcérations de la langue.
4. Ulcérations des amygdales.
5. Lésions hutchinsoniennes.

2° Estomac
1. Dilatation.
2. Crampes.
3. Vomissements.
4. Renvois acides.
5. Clapotage.

3° Intestins
1. Coliques.
2. Constipation.
3. Diarrhée.
4. Entérite muco-membraneuse.
5. Gargouillements de la fièvre typhoïde.
6. Recherche du point de Mac Burney.
7. Toucher rectal (Voy. p. 93).

GLANDES DIGESTIVES ANNEXES

1° Foie
1. Un foie normal ne déborde pas les fausses côtes.
2. Hépatoptose ou foie tombé.
3. On peut arriver à sentir la vésicule ou tout au moins une petite dépression du foie à ce niveau.
4. Coliques hépatiques.

2° Pancréas
1. Les cancers de la tête du pancréas sont souvent pris pour des cancers du pylore. Ils présentent en effet le même tableau clinique.
2. Les kystes du pancréas sont presque toujours à évolution abdominale.

3° Rate — Une rate *normale* n'est pas explorable à la palpation.

APPAREIL GÉNITAL

1° Organes génitaux externes
1. Ulcérations banales.
2. Ulcérations chancreuses.
3. Œdèmes.
4. Varices dans la grossesse.
5. Kystes.
6. Lipomes.
7. Bartholinites.

2° Organes génitaux internes
1. Métrite, avec toutes ses variétés.
2. Gros col douloureux et noduleux (œufs de Naboth).
3. Annexites suppurées ou non.
4. Kystes de l'ovaire.

APPAREIL URINAIRE....

1° **Reins.... ...**
1. On ne peut sentir un rein normal à la palpation.
2. On sent son pôle inférieur dans l'ectopie et la néphroptose.

2° **Uretères.....** Douleurs urétérales par passage de calculs.

3° **Vessie......**
1. Douleur très intense dans la cystite du col.
2. Palper sus-pubien.
3. Chez la femme, on le combinera au toucher vaginal.
4. Cystoscopie (Voy. p. 113).

SYSTÈME NERVEUX ...

Troubles ....
1. Moteurs.
2. Sensitifs.
3. Psychiques.
4. Réflexes.
5. Trophiques.
6. Vaso-moteurs.

IV. — EXAMEN DES DÉCHETS ORGANIQUES

URINE (Voy. p. 100).

CRACHATS.

VOMISSEMENTS.. | Hématémèses.

FÈCES ....
1. Melæna.
2. Matières rubanées, ovillées, diarrhéiques.

---

3. LOI DE LA SYMÉTRIE

INDICATION..... | Elle intervient toutes les fois qu'on examine un organe double.

APPLICATIONS..
1. Dans les déformations osseuses.
2. Dans les saillies anormales.
3. Dans les atrophies et contractures.
4. Dans les lésions des seins, dont la bilatéralité plaide en faveur d'une mammite ou d'une maladie kystique.
5. Dans les lésions de salpingo-ovarite.
6. Dans les affections des organes des sens (surtout dans les maladies des yeux et des fosses nasales).

4. MÉTHODE A SUIVRE DANS L'EXPLORATION DES ORGANES POUR ÉTABLIR LE DIAGNOSTIC (Pr Félix Guyon)

BUT..........
Le diagnostic chirurgical est un diagnostic *anatomique*; après lui seulement vient le diagnostic étiologique.
Le chirurgien se propose deux choses.........
1. Déterminer la nature et l'étendue de la lésion.
2. Établir ses rapports avec les régions et organes voisins.

ORDRE D'INVES-TIGATION.....
1. Chercher le siège du mal, en procédant soi-même à cet examen ou en interrogeant le malade.
2. Examen préliminaire rapide d'où sortira la première idée directrice.
3. Examen direct pratiqué dans tous ses détails.

ÉLÉMENTS DE DIAGNOSTIC..
Ils sont tirés....
1. De la région occupée par la tumeur.
2. Du développement de la tumeur envisagée par rapport aux éléments de la région.
3. Des symptômes physiques de la tumeur.
4. De sa marche et de son évolution.

CAUSES D'INCERTITUDE OU D'ERREUR.
1. On a recueilli des renseignements incomplets ou inexacts.
2. On a observé la maladie à une époque où les symptômes n'étaient pas encore nettement accusés.
3. On est appelé à observer à un moment où les symptômes caractéristiques de l'affection font passagèrement défaut.
4. Certaines dispositions normales ou accidentelles de la région où siège le mal rendent l'examen direct difficile ou impossible.
5. Les symptômes caractéristiques d'une maladie font défaut ou ne sont pas reconnus, tandis qu'on constate ceux d'une autre maladie.
6. Deux maladies différentes présentent des symptômes analogues ou semblables en apparence.
7. Deux maladies existent ensemble.
8. Une maladie est très rare, et à son sujet existent des opinions erronées.

---

5. MÉTHODE DE RECHERCHE DES SIGNES OBJECTIFS (Pr Félix Guyon)

CHANGEMENTS SURVENUS....
1. Dans la forme.
   1. D'une région.
   2. D'un membre.
   3. D'un organe.
2. Dans le volume.......
   1. Atrophie.
   2. Hypertrophie.
3. Dans la consistance.
4. Dans la pesanteur.
5. Dans la mobilité.
6. Dans la couleur.
7. Dans la transparence.
8. Dans la température.
9. Dans l'odeur.
10. Dans l'attitude et dans la physionomie.

6. EXPLORATION CLINIQUE CHEZ LES ENFANTS

I. — INSPECTION.

ATTITUDE.....
1. Troubles de l'appareil moteur (coxalgie).
2. Pour chercher si l'enfant au maillot a une tuberculose coxo-fémorale, on se trouvera bien de la manœuvre suivante : ....
   - On le fera tenir nu par sa nourrice sous les aisselles :
   - Un enfant bien portant ainsi maintenu remue constamment les deux jambes ;
   - Au contraire, dans le cas de coxalgie, l'une des jambes remuera, tandis que l'autre restera à peu près immobile.

POULS....... | Cet examen devra être fait, dans certains cas, quand l'enfant sera endormi.

PEAU....... | Lésions syphilitiques (bouche, anus).

ASPECT GÉNÉRAL..... Étude des trois lignes faciales de Jadelot :..
1. Trait oculo-zygomatique, en rapport avec la souffrance de la tête et les maladies encéphaliques.
2. Trait partant de l'aile du nez et contournant l'orbiculaire des lèvres, en rapport avec les affections de l'abdomen.
3. Trait allant de la commissure des lèvres au menton, en rapport avec les maladies thoraciques.

II. — EXAMEN DES ORGANES.

ORGANES DIGESTIFS...
- 1° Bouche...... On serrera les narines, pour que l'enfant, de lui-même, écarte les mâchoires.
- 2° Gorge........ Introduire l'abaisse-langue ou le manche de la cuiller jusqu'au-dessous de la luette.
- 3° Abdomen.... Ventre normalement gros chez l'enfant ; il devient énorme chez les rachitiques.

ORGANES THORACIQUES..
- 1° Thorax ......
  1. Normalement étroit en haut, évasé en bas.
  2. Respiration : type costo-diaphragmatique.
  3. Nombre des mouvements respiratoires : 25 à 45.
  4. Déformations rachitiques, scoliotiques, pottiques.
- 2° Mode d'auscultation...
  - 1er procédé.. Prendre l'enfant sur le ventre des deux mains et appliquer son dos contre l'oreille du médecin.
  - 2e procédé..
    1. Faire asseoir l'enfant sur les genoux de sa mère qui le distraira. Pendant ce temps, l'ausculter.
    2. On ne peut pas employer le stéthoscope.
    3. Le murmure vésiculaire est très intense.
- 3° Percussion...
  1. Elle devra être très légère.
  2. Le thorax de l'enfant a normalement une sonorité exagérée.

SYSTÈME NERVEUX....
1. User du pincement, du chatouillement, des courants électriques.
2. Emploi de l'ophtalmoscope pour le diagnostic des lésions encéphaliques : *cérébroscopie de Bouchut*.

---

7. MÉTHODE GÉNÉRALE DE LA FLUCTUATION

DÉFINITION.... { On entend par fluctuation la sensation particulière de *flot*, que donne, sous les pulpes des doigts ou sous les mains, une tumeur liquide sous-cutanée ou profonde.

PRINCIPE...... { Ne jamais chercher la fluctuation au niveau d'un muscle dans le sens des faisceaux musculaires, car ceux-ci donnent l'illusion d'une fluctuation; mais la chercher dans le sens transversal.

A. Grosse collection ....
1. Cette recherche se fera alors avec les deux mains appliquées en des points différents, *antipodes*, de la tumeur, puis on donnera aux deux mains un mouvement *alternatif* de bascule, grâce auquel l'une d'entre elles renverra le liquide sous l'autre *immobile* et réciproquement.
2. Il y a donc toujours, dans un même temps, l'une des mains qui reste immobile, tandis que l'autre frappe.
3. Or, il ne sera pas besoin d'une expérience très grande pour éprouver ainsi cette sensation d'un corps profond, venant alternativement *choquer* chacune des deux mains.

B. Petite collection ....
1. L'emploi des deux mains appliquées sur la tumeur n'est plus possible.
2. On recherche alors la fluctuation à l'aide d'un ou de deux doigts, et l'on doit percevoir la même sensation alternative de flot.

C. Collection cachées ou profondes....
1. Quand on a affaire à une collection profonde, comme, par exemple, un *abcès latéro-pharyngien* (abcès de l'amygdale, abcès rétropharyngien), il est difficile de se servir des deux mains. C'est alors qu'on introduira seulement un seul doigt et qu'on frappera fort, mais d'une façon brusque et saccadée, sur la tumeur, sans enlever le doigt (Voy. p. 50).
2. Dans le cas d'une collection liquide, on éprouvera une sensation spéciale de *choc en retour*.
3. Il en sera de même pour les abcès profonds prérectaux ou pour les abcès prostatiques.

D. Collections dans le genou.
1. Dans les cas d'épanchements intra-articulaires du genou : .... { 1. Hémarthrose, 2. Hydarthrose, 3. Pyarthrose,
Il existe un signe excellent de la présence du liquide et basé sur le phénomène de la fluctuation : c'est le *choc rotulien*.
2. Un genou renfermant du liquide se gonfle et se dilate. Il repousse donc sa capsule, ses ligaments et les parties qu'ils contiennent. En particulier, cet épanchement aura pour effet de propulser la *rotule*.
3. Or, si, appliquant les deux mains l'une au niveau de l'extrémité inférieure de la cuisse, *sur le cul-de-sac sous-quadricipital*, l'autre à l'extrémité supérieure de la jambe, sur les culs-de-sac latéro-rotuliens inférieurs, et si on applique l'index de l'une des mains (l'inférieure de préférence) sur la rotule, on sentira d'abord que celle-ci se soulève; puis, d'un mouvement brusque, on éloigne la rotule; celle-ci frappera les faces antérieures des condyles fémoraux en provoquant un bruit particulier, un choc qu'on perçoit facilement.
4. Or, ce phénomène du choc rotulien, signe pathognomonique d'un épanchement intra-articulaire, fera faire le diagnostic différentiel entre une hémo-hydarthrose et un *hygroma* ou épanchement de sérosité dans une des trois bourses séreuses prérotuliennes.

E. Frémissement hydatique....
1. C'est un corollaire du phénomène général de la fluctuation, et c'est le signe pathognomonique des kystes échinococciens du foie (Blatin, 1801).
2. On applique les doigts d'une main sur la tumeur, en appuyant doucement, pendant que de l'autre main on percute à coups secs.
3. On obtient alors une sensation, qu'on ne peut mieux comparer qu'à celle obtenue en percutant un *sommier* élastique.

MODUS FACIENDI.

8. CRÉPITATION

DÉFINITION...... { C'est une sensation particulière, qu'on éprouve dans différents cas cliniques.
C'est *une* sensation d'écrasement de substance molle et grumeleuse, ou de frottement de corps durs, hérissés de rugosités.

VARIÉTÉS........
- 1° Crépitation osseuse....... { Que donnent les deux extrémités rugueuses d'un os fracturé (signe capital).
- 2° Crépitation articulaire.... { Par végétations de la synoviale (arthrite sèche).
- 3° Crépitation tendineuse.... } *Ai crepitans.*
- 4° Crépitation sanguine ou amidonnée.... } Des hématomes.
- 5° Crépitation gazeuse.

---

9. ANESTHÉSIE EXPLORATRICE

I. — ANESTHÉSIE EXPLORATRICE LOCALE.

AGENTS ANESTHÉSIQUES.
- 1° Réfrigérants. | Mélange de glace et de sel marin.
- 2° Compression. | Compression circulaire avec la bande d'Esmarch.
- 3° Acide carbonique.
- 4° Ethérisation localisée..... { Pulvérisations avec l'appareil de Richardson.
- 5° Chlorure de méthyle...... { Avec le pulvérisateur de Debove.
- 6° Chlorure d'éthyle....... } (Voy. p. 18.)
- 7° Cocaïne....... | (Voy. p. 18.)

II. — ANESTHÉSIE EXPLORATRICE GÉNÉRALE.

AGENTS ANESTHÉSIQUES.
- 1. Protoxyde d'azote (Humphry, 1799).
- 2. Ether (Long d'Athènes, 1842; Morton et Jackson, 1846).
- 3. Chloroforme (Soubeiran, 1831).

INDICATIONS.....
- 1. Dans la coxalgie hystérique.
- 2. Dans les fausses contractures.
- 3. Dans les cas où, par contracture des muscles de la paroi, on ne peut examiner l'abdomen, et dans toutes les manifestations de l'hystérie.

---

10. EMPLOI DE LA COCAÏNE COMME MOYEN DE DIAGNOSTIC

HISTORIQUE...... { Gaedeke (1855).
Samuel Percy (1857).
Niemann (1859).

INDICATIONS.... { On emploiera la cocaïne toutes les fois qu'en petite chirurgie courante on voudra faire l'exploration sanglante, dans un but diagnostique......................

1. Ponction évacuatrice aux fins d'examens.
2. Exérèse pour histologie.
3. Boutonnière abdominale exploratrice.
4. Instillation dans l'œil pour éviter les clignements de paupières.
5. Insensibilisation de la muqueuse laryngienne ou pharyngienne, pour examiner ces organes ou pour passer une sonde œsophagienne.

PROCÉDÉS........

1° **Procédé de Kummer** (de Genève)... { Emploi de la cocaïne, seulement quand on peut isoler les parties en cause du reste de l'organisme par une ligature élastique.

2° **Procédé de Krogius** (d'Helsingfors, 1891). { On porte l'action de la cocaïne, non sur les filets nerveux, mais sur les troncs eux-mêmes.

3° **Procédé de P. Reclus** (de Paris). { Emploi de doses faibles (20 centigrammes) de la solution pure à 1 p. 100 et en injections *traçantes*.

TECHNIQUE......

1. Faire sur la peau une traînée analgésique de longueur voulue.
2. Emploi moyen de 3 à 4 seringues de Pravaz de la solution à 1 p. 100 *fraiche*.
3. Anesthésie en plusieurs places, si besoin est. Ex. : dans la cure radicale de hernie.

AVANTAGES
(Reclus)........

1. Danger moindre du fait de l'opération.
2. Absence de vomissements et de choc.
3. Atténuation ou disparition des douleurs post-opératoires.
4. Application plus facile.
5. Possibilité de se passer d'aides.
6. Perte de temps moins considérable.

---

11. MÉTHODE ANESTHÉSIQUE AU CHLORURE D'ÉTHYLE COCAÏNE

HISTORIQUE...... | Bordet (1899).

DÉFINITION...... { Elle consiste à pulvériser du chlorure d'éthyle sur la peau préalablement badigeonnée de cocaïne.

INDICATIONS....

1. Exploration et opération sur la muqueuse buccale.
2. Muqueuse anale.
3. Muqueuse du gland.
4. Muqueuse de la vulve.

MODE D'EMPLOI. { En *application* ou en *pulvérisation*.
Dans ce dernier cas, on projette le jet d'un tube placé à une distance de 30 centimètres.
L'anesthésie s'obtient en 5 minutes.

AVANTAGES...... | On a sur la cocaïne l'avantage de ne pas faire d'injection sous-cutanée.

12. MÉTHODE D'ANESTHÉSIE DE SCHLEICH

DÉFINITION....... { C'est une modification de la méthode d'injections cocaïniques de Reclus. On l'appelle encore méthode d'anesthésie *par infiltration*.

MODE D'EMPLOI.

Schleich se sert de 3 solutions différentes de cocaïne............
1. Une solution n° 1, employée dans le cas de tissus très enflammés.
2. Une solution n° 2, ne contenant que $0^{gr},10$ de cocaïne.
3. Une solution n° 3, ne contenant que $0^{gr},02$ de cocaïne.

La dose maxima qu'on peut injecter sans danger est : ....
1. Solution n° 1 = 25 seringues de Pravaz.
2. Solution n° 2 = 50 seringues de Pravaz.
3. Solution n° 3 = 500 seringues de Pravaz.

TECHNIQUE.......
1. On fait avec la Pravaz une série d'injections intradermiques.
2. On incise alors la peau.
3. Puis successivement les autres tissus à sectionner.

AVANTAGES...... | On emploie des doses minimes de cocaïne.

---

13. MÉTHODE HÉMATOSCOPIQUE D'HÉNOCQUE

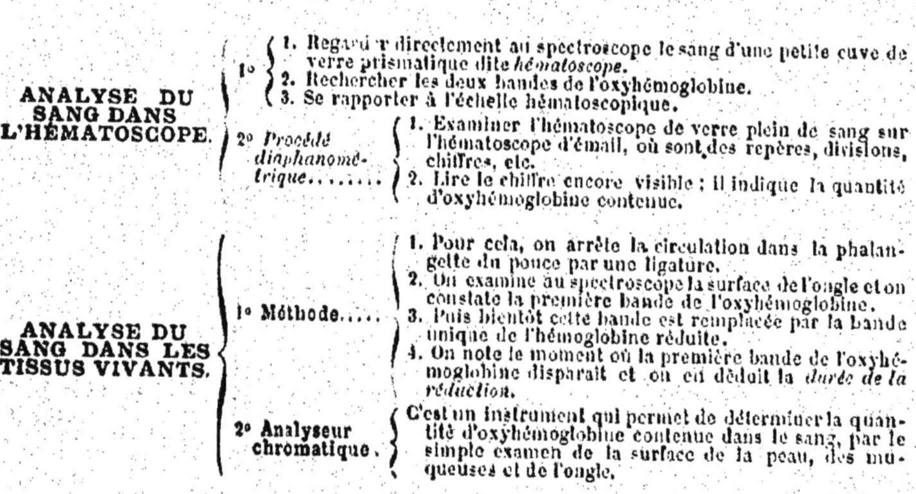

ANALYSE DU SANG DANS L'HÉMATOSCOPE.

1°
1. Regarder directement au spectroscope le sang d'une petite cuve de verre prismatique dite *hématoscope*.
2. Rechercher les deux bandes de l'oxyhémoglobine.
3. Se rapporter à l'échelle hématoscopique.

2° *Procédé diaphanométrique........*
1. Examiner l'hématoscope de verre plein de sang sur l'hématoscope d'émail, où sont des repères, divisions, chiffres, etc.
2. Lire le chiffre encore visible ; il indique la quantité d'oxyhémoglobine contenue.

ANALYSE DU SANG DANS LES TISSUS VIVANTS.

1° Méthode.....
1. Pour cela, on arrête la circulation dans la phalangette du pouce par une ligature.
2. On examine au spectroscope la surface de l'ongle et on constate la première bande de l'oxyhémoglobine.
3. Puis bientôt cette bande est remplacée par la bande unique de l'hémoglobine réduite.
4. On note le moment où la première bande de l'oxyhémoglobine disparaît et on en déduit la *durée de la réduction*.

2° Analyseur chromatique.
C'est un instrument qui permet de déterminer la quantité d'oxyhémoglobine contenue dans le sang, par le simple examen de la surface de la peau, des muqueuses et de l'ongle.

---

14. THERMOMÉTRIE

INDICATIONS..... Recherche du *degré* de la chaleur morbide d'un sujet. C'est un des plus puissants signes de diagnostic, tant en médecine qu'en chirurgie, et c'est lui dont les indications sont les plus précieuses après les opérations.

INSTRUMENTS... Appareils spéciaux à mercure appelés *thermomètres* et dont il existe plusieurs variétés..............
1. Thermomètre de Celsius.
2. Thermomètre ordinaire à maxima.
3. Thermomètre à maxima de Bloch (de Genève).
4. Thermomètre de Peter à maxima pour température locale.
5. Thermomètre de Bloch à maxima, avec loupe grossissante.
6. Thermomètre pour bains.

PRÉLIMINAIRES. Bien s'assurer qu'il n'y a pas de fragmentation dans la colonne de mercure, auquel cas on ferait exécuter à l'instrument un mouvement brusque de haut en bas pour faire descendre la colonne de mercure.

MODE D'EMPLOI.
1. On met le thermomètre ordinairement sous l'aisselle; le réservoir mercurique est placé dans le *fond de l'aisselle*, et l'on ordonne au malade de bien serrer le bras contre le thorax pour que l'instrument tienne de lui-même.
2. Il est préférable, pour avoir des températures plus exactes, d'introduire le réservoir du thermomètre dans des cavités naturelles comme :..............
   1. Le vagin, chez la femme.
   2. Le rectum, chez l'homme.

RÉSULTATS.......
1. La température normale est de 37° environ.
2. 37°,5 ne doit pas être considéré comme de la fièvre.
3. La température du soir est toujours plus élevée que celle du matin.
4. La température est également plus élevée à l'hôpital, les lendemains de jours de visite.
5. La température peut monter jusqu'à 40° et 40°,2 ou 3; au delà, on observe la mort.

INCONVÉNIENTS.
1. Il n'y en a pas, à proprement parler, sauf le *temps de pose*. Il faut, en effet, attendre dix minutes environ avant de retirer l'instrument.
2. En outre, il faut surveiller l'instrument pour éviter qu'il ne tombe ou se dérange.

REMARQUE. ..... Pratiquement, on relèvera les températures successives, prises *matin* et *soir*, sur une feuille spéciale, dite *de température*, et tous les pointages seront réunis par une ligne brisée : c'est la *courbe thermique*. Chaque malade *doit* avoir, annexée à la tête de son lit, sa courbe de température.

15. MÉTHODE DE MESURE DE LA SENSIBILITÉ THERMIQUE

HISTORIQUE...... | Toulouse, Vaschide (1900).

PRINCIPE......... {
1.Un bon thermo-esthésiomètre doit : .... {
1. Être impondérable.
2. Être inoffensif.
3. Servir à la mesure de petites surfaces.

2. Quand on laisse tomber de 1 centimètre sur un point de la peau une goutte d'eau distillée, pesant 0gr,10, chauffée à une température voisine de celle de la peau, le sujet n'éprouve aucune sensation de contact. Plus chaude ou plus froide, au contraire, elle est sentie.

INSTRUMENTS... { On se sert comme thermo-esthésiomètre d'un flacon compte-gouttes, rempli d'eau distillée et muni d'un thermomètre. Il faut donner 50 gouttes pour 1cc,3 d'eau.

TECHNIQUE....... {
1. Faire chauffer l'eau.
2. Minimum perceptible de la sensibilité à la chaleur....... {
1. Élever au bain-marie la température de l'eau distillée.
2. Noter le degré où le sujet a une impression de chaleur.

3. Sensibilité au froid .... | Laisser refroidir le liquide.

REMARQUE....... | Pour l'eau bouillante, on ne dépassera pas 100 degrés.

INCONVÉNIENTS DES ANCIENS APPAREILS... {
1. Les anciens thermo-esthésiomètres sont trop pesants (les malades sentent le contact).
2. Ils sont dangereux, car, par une chaleur trop grande, ils peuvent s'enflammer.

16. RAYONS X EN CHIRURGIE (Régnier)

HISTORIQUE — Crookés (1880). Professeur Rœntgen (de Würzbourg).

INSTRUMENTS

1° Force productrice d'électricité

Machine statique à 2 plateaux de 52 cent. de diamètre ou de 60 cent. On emploie ordinairement les machines de Wilhemshurst qui présentent des plateaux d'ébonite avec secteurs et des condensateurs de 1 litre de capacité. On peut déplacer l'ampoule à volonté.

Avantages —
1. Lumière continue.
2. Lumière d'égale intensité.
3. Prix peu élevé.
4. Ne produit pas d'accidents cutanés.

Inconvénients —
1. L'humidité en diminue le rendement.
2. Le courant de la machine peut changer de sens.

2° Bobine

1. Piles — On se sert le plus souvent de toute une batterie de piles de Bunsen ou de piles au bichromate de potasse, cette dernière ne donnant pas d'émanation mauvaise.

2. Accumulateurs — Ils seront à plaque positive en plomb sans pâte d'oxyde. Ils perdent de leur énergie même quand ils ne fonctionnent pas.

Il faut se servir d'une bobine qui donne des étincelles longues de 25-30 centimètres.

Description — Toute bobine présente 3 pièces fondamentales :
1. *Condensateur* destiné à renforcer sa puissance.
2. *Interrupteur* placé dans le circuit du courant ou à une certaine distance.
3. *Commutateur inverseur*, grâce auquel on interrompt ou rétablit le courant.

3° Ampoules ou tubes

Il y en a plusieurs variétés :
1. Tube Colardeau, où les électrodes sont renfermées dans des tubes cylindriques de petit diamètre.
2. Ampoule Muret, en forme de ballon, terminée par un col où est la cathode. Sur l'ampoule elle-même sont deux renflements pour les anodes ; l'un d'eux est terminé par un miroir où viennent frapper les rayons cathodiques, en formant un faisceau qui fournit de puissants rayons X.

4° Préparation des plaques radiographiques

1. Les envelopper de papier noir.
2. S'enfermer dans un cabinet obscur pour leur manipulation.
3. Mettre les plaques non impressionnées à l'abri des rayons X.

5° Développement de la plaque

Principaux développateurs :
Ceux à —
1. Hydroquinone.
2. Pyrogallol.
3. Diamidophénol.

17. RADIOGRAPHIE ET RADIOSCOPIE EN CHIRURGIE

I. — CORPS ÉTRANGERS.

CRANE. POITRINE. ABDOMEN ....
- 1. Appareil de Contremoulins (Voy. p. 45).
- 2. Appareil de Mergier, composé de : .....
  - 1. Un châssis porte-tubes pour les radiographies.
  - 2. Un radieutomètre ou double compas à articulation mobile et à branches de longueur variable.
  - Pour s'en servir, il faut d'abord prendre l'épreuve radiographique, puis appliquer le compas.

Il faut pratiquer l'examen radiographique de face et de profil, pour se faire une idée exacte de la situation du projectile.

MEMBRES ....

Procédé Morize..
- 1. Le malade est entre le tube et l'écran.
- 2. Puis, on prend un disque adhésif de plomb qu'on promène sur la surface du membre tournée vers le tube et qu'on déplace pour superposer son image avec celle du corps étranger. On procède de même pour le côté du corps situé près de l'écran.
- 3. On tourne le malade d'un angle de 35° environ, puis on détermine une autre droite.
- 4. On marque au crayon dermographique les points occupés par les disques de plomb. On a quatre marques et un quadrilatère qu'on mesure au compas d'épaisseur, puis qu'on reporte, en le dessinant, sur une feuille de papier.
- 5. Le point d'intersection correspond au siège exact du projectile.

MAIN ....

Le malade est assis, le coude appuyé sur une table, l'une des faces de la main appuyée sur le côté noir de l'écran.

Il faut en outre :
- 1. Se servir de petites ampoules de Colardeau.
- 2. Opérer assez loin de l'ampoule.
- 3. Examiner successivement les deux faces de la main pour délimiter exactement le corps étranger.
- 4. Mesurer la distance qui sépare l'ampoule de l'écran si l'on veut faire une photographie.

Se rappeler « que l'intensité de l'action photographique est à peu près en raison inverse de la distance de la plaque à la source des rayons ».

PIED ....
- 1. On fait toujours cet examen de profil.
- 2. On placera le malade sur une table, la cuisse fléchie sur le bassin la jambe sur la cuisse.

CAVITÉS NATURELLES .....
- 1. Tout le tube digestif.
- 2. Larynx.
- 3. Vessie.

L'examen se pratique d'avant en arrière, le tube du côté du dos, l'écran en avant.

II. — FRACTURES (Voy. p. 138).

INDICATIONS .....
- 1. Fractures des condyles.
- 2. Fractures linéaires.
- 3. Fractures spirales.
- 4. Fractures articulaires.
- 5. Fractures de l'apophyse styloïde.
- 6. Fractures épiphysaires.
- 7. Fractures des os du carpe ou du tarse.

En un mot, toutes les petites fractures qui échappent à l'examen direct du palper même exercé.

On a ainsi acquis la conviction que beaucoup de ces fractures étaient autrefois prises pour des entorses.

TECHNIQUE ....
- 1. La technique n'est pas toujours facile.
- 2. Il faut, pour éviter certaines erreurs, examiner par exemple le poignet à plat et de profil.
- 3. On se rappellera que les appareils plâtrés sont un obstacle à la réussite d'une bonne radiographie.

III. — LUXATIONS.

TECHNIQUE....... Presque toutes les luxations doivent être examinées de profil, sauf celles de la hanche qu'on étudie d'avant en arrière, ou réciproquement, comme on le fait dans l'étude de la luxation congénitale de la hanche.
Kummel a pu voir ainsi que toutes les cavités cotyloïdes ne se ressemblaient pas, et que s'il y en avait de profondes très marquées, il s'en trouvait aussi d'à peine esquissées.

DIAGNOSTIC DIFFERENTIEL .. On fera également, par la radiographie, le diagnostic différentiel avec :
1. Une coxalgie.
2. Une ancienne fracture avec ankylose osseuse ou fibreuse.

IV. — AFFECTIONS OSSEUSES D'ORIGINE INFLAMMATOIRE.

INDICATIONS.....
1. Hyperostose..
   1. Syphilitique.
   2. Ostéomyélitique.
   3. Tuberculeuse.
2. Tuberculose.. On peut également se rendre compte de la grandeur et du siège des foyers tuberculeux.

TECHNIQUE.......
1. Position en décubitus dorsal.
2. Placer entre le malade et la plaque photographique un réseau de fils de fer à mailles de 1 centimètre de côté. Grâce à lui, en effet, on pourra ainsi mesurer le degré de déviation.

V. — LÉSIONS OPHTALMOSCOPIQUES.

INDICATIONS.....
1. Corps étrangers de l'œil.
2. Particules métalliques englobées dans un caillot.

TECHNIQUE....... On prendra une épreuve de face et une de profil, en plaçant l'ampoule à 60 centimètres de la tête, et en faisant poser six et huit minutes.

VI. — LÉSIONS OBSTÉTRICALES.

INDICATIONS..... Budin et Pinard ont photographié sur le vivant des bassins de Nægele : on y voit ainsi la forme du détroit supérieur.

TECHNIQUE....... On prendra la malade en *position de Trendelenburg* (position inclinée à 15°).

18. FLUOROSCOPIE

BUT .... Cette méthode permet de voir *directement* la situation respective des organes.

INDICATIONS .....
1. Corps étrangers.
2. Travail d'ossification.
3. Anomalies d'organes.
4. Lésions médiastino-pulmonaires.

INSTRUMENTS ...
1. Machine productrice quelconque d'électricité.
2. Tube de Rœntgen.
3. Bobine d'induction.
4. Ecran fluoroscopique au platino-cyanure de baryum ou fluoroscope d'Edison.

TECHNIQUE ....
1. Tout se passe au début comme pour la photographie Rœntgen.
2. A un certain moment, on place devant le tube l'écran fluorescent, puis on interpose *entre le tube et l'écran* l'objet dont on veut obtenir l'image.
3. L'ossature de la main par cette méthode se verra d'une façon remarquable.

AVANTAGES ......
1. Diminution du temps de pose.
2. Variation qu'on peut donner aux organes.
3. Examen très rapide.

---

19. ENDODIASCOPIE

DÉFINITION .... C'est une nouvelle méthode d'exploration des organes, résultant de l'introduction dans les cavités naturelles du tube de Crookes.

HISTORIQUE ......
Désormeaux (1865).
Bouchacourt (1898).

INDICATIONS ....
1. Sinus de la face.
2. Œsophage.
3. Estomac, etc. (Rappelons à ce sujet la récente méthode de Balthazard et Roux, qui font ingérer à leurs malades, préalablement à l'expérience, du sous-nitrate de bismuth, véritable plâtrage stomacal.)
4. Vagin, urètre, etc.

INSTRUMENTS ... Endodiascope de Rémond-Noé, qui a sur les machines unipolaires Carré-Noé l'avantage de mettre à la terre les deux pôles et le primaire, ce qui fait bénéficier d'une intensité électrique plus grande.

AVANTAGES ......
1. Diminution d'épaisseur des tissus à traverser.
2. Choix des organes qu'on veut impressionner.
3. Elimination des tissus plus denses que celui qu'on examine.
4. Absence de superposition des différentes plaies osseuses.
5. Possibilité de placer l'écran ou la plaque photographique le plus près possible, géométriquement, des organes à explorer, ce qui donne à l'image sa netteté maxima.

---

20. SONDAGE DES PLAIES

INDICATIONS.....
1. Toutes les plaies ne doivent pas être sondées. Il en est auxquelles il ne faut pas toucher, comme par exemple les plaies de poitrine.
2. Au contraire, aux membres, le sondage pourra rendre des services sur la profondeur et la direction de la plaie.
3. Son emploi est surtout utile dans l'exploration des fistules tuberculeuses.

INSTRUMENTS...
1. Stylets ou petits fils métalliques à bouts olivaires longs.
2. Sondes cannelées, en général de volume plus considérable.

TECHNIQUE........
1. Stérilisation des instruments.
2. Agir avec grande prudence et lentement.
3. Agir avec douceur, pour ne pas créer des trajets artificiels.
4. Fléchir, si besoin est, l'instrument pour faciliter sa pénétration.

RÉSULTATS......
Grâce à eux et par la sensation particulière qu'on perçoit quand l'instrument arrive sur un os, on verra si ce dernier est dénudé ou non (tuberculose).

---

21. AUSCULTATION EN CHIRURGIE

HISTORIQUE......
Le médecin français Laënnec découvrit l'auscultation, au commencement du xixe siècle.

INDICATIONS ....
1. Souffles des pédicules de tumeurs.
2. Souffles dans les anévrysmes.
3. Transparence dans l'hydrocèle.
4. Souffles fœtaux.

INSTRUMENTS...
1. Laënnec, Piorry, Trousseau avaient des stéthoscopes spéciaux.
2. Stéthoscope de Pinard en aluminium.
3. Stéthoscope de Hayem en bois.
4. Stéthoscope double américain.
5. Stéthoscope avec tube de caoutchouc, et embout se mettant dans l'oreille.
   On peut se servir comme stéthoscope d'un simple rouleau de papier.
Les stéthoscopes ordinaires ont la forme d'un entonnoir dont la partie effilée assez longue se termine par un plateau.

TECHNIQUE.......

1er procédé.....
On peut ausculter une région en appliquant *directement* l'oreille sur la peau.
Mais cette méthode peut être impraticable dans certaines régions creuses. (Exemple : creux susclaviculaire), d'où l'emploi du stéthoscope.

2e procédé, avec le stéthoscope.
On appliquera la partie évasée de l'entonnoir sur la peau et l'oreille sur le plateau et l'on pressera suffisamment pour que le stéthoscope tienne dans cette position sans qu'on se serve de la main.

REMARQUE.......
La chirurgie n'a pas profité autant que la médecine de la découverte de Laënnec.

---

22. PHONENDOSCOPIE

HISTORIQUE | Aurélio Bianchi et Bazzi (1895, Congrès de Rome).

INDICATIONS

1. Cette méthode consiste à *délimiter les organes* et à établir leur ligne de séparation.
2. On voit de suite qu'elle peut s'étendre à toutes les solutions de continuité et partant qu'elle sera d'une très grande utilité dans le *diagnostic des fractures* en permettant de délimiter exactement les traits de fractures, leur longueur, leur direction et leur nombre.
3. Il en sera de même pour le diagnostic de certaines tumeurs abdominales, que l'appareil permettra d'isoler ou de rattacher à l'organe qu'on croit lésé.

En résumé, c'est un instrument basé sur l'emploi de la percussion et de l'auscultation combinées.

PRINCIPE

Le principe repose sur ce fait qu'un frottement déterminé en un point de la peau se transmet à un appareil récepteur tant qu'il est produit dans les limites de l'organe.

INSTRUMENTS

1. *Cupule métallique* servant de boîte de résonance et de la grandeur d'une montre.
2. Sur une des plaques de fermeture sont deux orifices où s'emboîtent deux tubes en caoutchouc, tous deux munis d'embouts qu'on introduit dans les oreilles.
3. L'autre plaque, parallèle à la première et qui ferme la boîte, est une *lame d'ébonite* flexible, maintenue par un ressort à boudin, dans l'intérieur de la boîte.
4. Enfin, une deuxième lame d'ébonite est fixée au-dessus de la précédente et est percée d'un orifice muni d'un bouton fileté où se visse une petite tige cylindrique avec bouton aplati à sa terminaison.

MODE D'EMPLOI

1. On introduit les embouts dans les oreilles et on met le bouton aplati sur la paroi, en un des points de projection de l'organe.
2. On tient délicatement l'appareil entre deux doigts de la main gauche, tandis que de la main droite on détermine de légers frottements sur la peau voisine.
3. Or, à chaque frottement, on entend des vibrations intenses qui disparaissent quand, avec le doigt de la main droite, on dépasse les limites de l'organe.

RÈGLES DIRECTRICES

1. Isoler absolument l'instrument (surtout des vêtements).
2. Le placer doucement et sans changer de place.
3. L'appuyer petit à petit sur les téguments.
4. Fixer solidement à l'appareil l'extrémité métallique des tuyaux.
5. Appliquer très doucement l'appareil quand la plaque extérieure manque.

RÉSULTATS

1. Avec cette méthode, on peut ainsi délimiter toute une série de points qu'on réunira avec le crayon dermographique, et on aura ainsi la projection exacte de l'organe sur la paroi.
2. C'est une méthode absolument générale et appelée à rendre les plus grands services.

---

23. ALGÉSIMÈTRE DE BOAS

HISTORIQUE | Boas (1891).

INDICATIONS

Mesure de la pression nécessaire pour provoquer la douleur en un point des téguments.

INSTRUMENTS

1. Cylindre creux, renfermant une spirale dont on mesure la compression en kilogrammes à l'aide d'une échelle divisée de quart en quart de kilogramme, de 5 à 10 kilos.
2. Cette élasticité est transmise sur une tige de la poignée de l'instrument, où est une pelote de grandeur égale à celle de la surface dont on mesure la pression.

RÉSULTATS SPÉCIAUX POUR L'ESTOMAC

1. Au niveau de l'épigastre, il faut une pression de 8 kilos en moyenne pour faire naître le phénomène *douleur*.
2. Si la douleur se manifeste à 2 kilos en moyenne, penser à un ulcère stomacal.
3. Avec une pression plus forte, éliminer en principe l'*ulcère*.
4. Dans le cas de cancer, = 2 à 3 kilos.
5. Au dos, la tolérance normale dépasse 10 kilos.
6. La sensibilité du point épigastrique correspond à une pression toujours uniforme.

---

24. PONCTION EN GÉNÉRAL

DÉFINITION......
{ 1. C'est une méthode générale d'exploration des organes, consistant à plonger dans les tissus un instrument piquant ou tranchant.
2. Il y a différents modes de ponction.

I. — PONCTION AU BISTOURI.

TECHNIQUE......
1. On tient le bistouri entre les trois premiers doigts de la main droite.
{ C'est en réalité une simple incision exploratrice.
1. Le bistouri étant d'abord tenu comme un couteau, tranchant en bas.
2. Le bistouri tenu ensuite comme une plume à écrire, tranchant en bas.
3. Le bistouri tenu enfin comme un archet : c'est la sixième position de Velpeau.
2. On enfonce brusquement la pointe, en mesurant avec le doigt indicateur la partie de l'instrument qui pénétrera en entier.

II. — PONCTION AVEC LA LANCETTE.

TECHNIQUE......
{ 1 On saisit la lame entre le pouce et l'index, en limitant la longueur de pénétration, et les autres doigts restent fléchis dans la paume.
2. On enfonce la lancette perpendiculairement.

III. — PONCTION AVEC LE TROCART OU TROIS-QUARTS DE J.-L. PETIT.

DESCRIPTION......
{ 1. C'est un instrument arrondi en métal à extrémité en forme de pyramide triangulaire, dont la pointe est aiguë et les arêtes tranchantes.
2. Un manche y est annexé.
3. Une chemise-canule entoure le trocart et s'applique exactement à la base de la pyramide; à l'autre extrémité, est une surface élargie en entonnoir : c'est le pavillon de la canule.
4. Le trocart explorateur aujourd'hui communément employé est basé sur le précédent : il est plus fin.

TECHNIQUE......
{ 1. Avoir un instrument bien acéré et bien stérilisé.
2. On l'applique solidement par son manche dans la paume de la main.
3. Le doigt indicateur est fixé sur la tige à une distance en rapport avec la profondeur à obtenir.
4. Plonger l'instrument perpendiculairement avec force.
5. Retirer la tige du trocart.
6. Écoulement de liquide par la canule.
7. Retirer la canule, en tirant vivement sur elle et en refermant derrière elle la petite plaie d'ouverture par deux doigts de la main gauche.

REMARQUE......
{ 1. Quand la collection est petite, pousser *doucement* le trocart.
2. Quand on veut éviter les fistules dans les collections froides, ponctionner à distance : c'est la tunnellisation en tissu sain.

25. MÉTHODE DE L'ASPIRATION

Nous envisageons l'aspiration pneumatique sous-cutanée en tant que méthode diagnostique.

I. — APPAREILS ANCIENS.

APPAREILS....... { 1. Seringue aspiratrice de Jules Guérin
2. Appareil de S. Laugier.

II. — APPAREILS MODERNES.

I. — ASPIRATEUR DU PROFESSEUR DIEULAFOY (1869).

DÉFINITION....... { La ponction se fait avec une cannie-trocart de volume exigu, ce qui ne nuit aucunement à l'organe intéressé, mais ce qui nécessite l'aspiration. Cette dernière est obtenue avec une seringue de verre à fortes parois, « véritable machine pneumatique ».

TECHNIQUE .....

I. Le diagnostic est certain...
1. On attire le piston jusqu'au haut de sa course, après avoir fermé les deux robinets du côté opposé, afin d'y faire le vide.
2. On enfonce l'aiguille, non à la manière d'un trocart, mais en combinant les mouvements de pression et de rotation.
3. Quand l'aiguille est dans la collection, ce qu'on sent à la liberté relative de sa pointe qui se meut en tous sens, on la met en communication avec la seringue où est le vide.
4. On ouvre le robinet : le liquide s'y précipite.
5. On ferme le robinet pour vider la seringue.
6. On refait de nouveau le vide et ainsi de suite.

II. Le diagnostic n'est pas certain.........
1. Il s'agit par exemple d'un épanchement de la plèvre.
2. On introduit l'aiguille creuse de 1 centimètre dans l'espace intercostal.
3. On la met en communication avec la seringue et on fait le vide.
4. On pousse ensuite l'aiguille *le vide à la main*.

I. — ASPIRATEUR DU PROFESSEUR POTAIN.

INSTRUMENTS... { Il y a une pompe, qui peut être aspiratrice ou refoulante.
Le tube aspirateur (bouteille) se place sur une branche latérale.

III. — ASPIRATEUR DU PROFESSEUR DEBOVE.

INSTRUMENTS... { 1. Trocart métallique muni d'un manche.
2. Tubes de caoutchouc sans robinets.
3. Pompe aspirante seulement.

AVANTAGE........ | Bon marché de l'appareil.

26. QUELQUES SIGNES CLINIQUES RECHERCHÉS EN CHIRURGIE

SIGNES

1° Signe d'Allis.
Dans la fracture extra capsulaire du col du fémur.
Défaut de résistance de l'espace intermédiaire au grand trochanter et à la crête iliaque.

2° Signe de Bard-Pic.
Dans la compression du canal cholédoque.
Dilatation de la vésicule biliaire.

3° Signe de Cazin.
Dans la coxalgie.
Point douloureux, au niveau de la face interne du cotyle, quand on pratique le toucher rectal.

4° Signe de Guyon.
Dans la pyélite calculeuse.
Polyurie trouble.

5° Signe de Heschl.
Dans les cas de rupture par surdistension du gros intestin.
Point douloureux à la limite du cæcum et du côlon ascendant.

6° Signe de Jeanne.
Quand, chez la femme, on introduit l'index dans le cul-de-sac postérieur ou, chez l'homme, dans le rectum le plus haut possible, et qu'en faisant jouer son extrémité de légers mouvements on provoque de la douleur, c'est qu'on a affaire à de la péritonite.
Dans le cas contraire, on aurait affaire à une obstruction mécanique.

7° Signe de Laugier.
Dans les fractures extra-capsulaires du col du fémur.
Bombement du triangle de Scarpa.

8° Signe de Mac Burney.
Dans l'appendicite.
Point douloureux siégeant exactement au milieu de la ligne ombilico-iliaque (épine iliaque antéro-supérieure).

9° Signe de Richet.
Dans les tumeurs localisées à l'apophyse coracoïde.
La tumeur participe aux mouvements d'élévation et de propulsion de la clavicule.

10° Signe de Snéguirew.
Dans l'endométrite douloureuse.
Point douloureux, correspondant aux points d'émergence des deux rameaux du nerf grand abdomino-génital.

11° Signe de Troisier.
Dans les cancers abdominaux et en particulier dans le cancer de l'estomac.
Présence d'un ganglion sus-claviculaire.

12° Signe de Von Wahl.
Dans l'occlusion intestinale chronique.
Au-dessus de l'obstacle, l'anse étranglée se distend; elle figure une sorte de tumeur, de boudin épais, qui se signale par sa résistance au palper et par sa tonalité spéciale à la percussion.

13° Signe de Warneck.
Dans les torsions salpingiennes.
On sent par l'abdomen et le vagin un cordon moniliforme avec ses tours de spire (?).

27. MÉTHODE DU JOUR FRISANT

DÉFINITION...... Cette méthode consiste à examiner la région malade, non plus de haut en bas sous un angle d'incidence plus ou moins grand, mais sous un angle d'incidence nul et suivant l'horizontale, en se mettant à une certaine distance et en fermant l'un des yeux.

RÉSULTATS...... On arrive ainsi à juger des moindres voussures ou saillies anormales (thorax, abdomen). En regardant l'abdomen par cette méthode, on peut se rendre compte des battements systoliques isochrones de l'aorte transmis au creux épigastrique, qui se soulève et s'affaisse alternativement.

AVANTAGES...... Cette méthode, ordinairement peu employée, peut cependant, dans certains cas, rendre d'appréciables services.

---

8. COMMENT ON RECUEILLE LES TISSUS ET LIQUIDES PATHOLOGIQUES

BUT.............. Il est souvent nécessaire, *dans un but diagnostique*, de faire porter au laboratoire, pour les examiner au microscope ou chimiquement, les pièces ou liquides organiques qu'on enlève par exérèse.

PRÉCAUTIONS ... Mais il est certaines précautions préalables, qu'il est nécessaire de connaître.

PRÉLIMINAIRES. 1. Stérilisation des instruments (flambage). 2. Propreté aseptique de la région malade (savonner, brosser, antiseptiser).

FRAGMENT DE TUMEUR...... 1. Couper un petit centimètre cube au centre de la tumeur. 2. La faire porter au laboratoire dans une compresse aseptique. 3. Ou, si cela est convenu avec le bactériologiste, l'immerger dans une solution laissée à son choix............ { 1. Alcool. 2. Formol. 3. Müller.

LIQUIDES PATHOLOGIQUES On peut les recueillir (pus, sang, sérosité). 1. Directement dans le foyer purulent...... Par exemple avec une pipette, dont on a stérilisé la pointe en la passant dans la flamme d'une petite lampe à alcool et qu'on ferme hermétiquement en se servant de la même flamme. 2. Par ponction capillaire, avec la seringue de Pravaz dans laquelle on aura fait le vide.

20. ÉLECTRISATION EXPLORATRICE

HISTORIQUE.. ... | Duchenne (de Boulogne-sur-Mer).

INDICATIONS.....
1. Altérations des nerfs.
2. Altérations des muscles.
3. Paralysies traumatiques.
4. Atrophies musculaires avec déformations.
Les éléments de diagnostic par l'électrisation sont tirés de l'étude de la conservation ou de l'abolition de la contractilité musculaire sous l'influence des courants.

DIVISION..........
1. Électrisation statique.... } Abandonnée.
2. Électrisation dynamique.
  1. Courants indirects : faradisation.
  2. Courants continus : galvanisation.

INSTRUMENTS...
1º Appareils volta-faradiques..
  1. Pile.
  2. Deux circuits métalliques, enroulés en hélice sur deux bobines pouvant rentrer l'une dans l'autre.
  3. Interrupteur.
2º Appareils magnéto-faradiques..} Les courants induits sont produits par l'action d'un aimant.
3º Appareils à courants continus et constants (galvanisation)...
  1. Employés seulement comme source de phénomènes thermiques et chimiques.
  2. On peut employer toutes les piles.

30. TOPOGRAPHIE PARIÉTALE DE LA CAVITÉ CRANIO-VERTÉBRALE

CERVEAU.

- **Procédés d'étude..**
  1. Ruban métrique.
  2. Procédé dit de la carte de visite.

- **1° Sillon de Rolando......**
  - **1. Procédé Lucas Championnière...**
    - *1. Recherche de son extrémité supérieure...*
      1. Chercher le plan auriculo-bregmatique,
      2. Compter sur la ligne médiane en arrière de lui :
         1. 55 millimètres, chez l'homme.
         2. 43 millimètres, chez la femme.
    - *2. Recherche de son extrémité inférieure....*
      1. Chercher l'apophyse orbitaire externe.
      2. Tirer de ce point une horizontale longue de 7 centimètres vers la tempe,
      3. Élever à sa partie postérieure une perpendiculaire haute de 3 centimètres.
    - 3. Réunir les deux points, pour avoir la topographie du sillon de Rolando,
  - **2. Procédé Poirier.....**
    - *1. Recherche de son extrémité supérieure..*
      1. Tracer la ligne sagittale.
      2. Mesurer la distance du sillon nasal à l'inion.
      3. Prendre à partir du sillon nasal la moitié de cette distance et y ajouter 2 centimètres.
    - *2. Recherche de son extrémité inférieure...*
      1. Reconnaître et tracer au crayon l'arc zygomatique.
      2. Élever sur cet arc une perpendiculaire, passant juste au niveau du tragus.
      3. Compter à partir du trou auditif 7 centimètres sur la perpendiculaire préauriculaire (c'est la moitié de la distance auri-sagittale).

- **2° Circonvolution de Broca......**
  1. A partir de l'angle orbito-temporal, tracer une horizontale de 5 centimètres.
  2. A son extrémité, tracer une perpendiculaire de 2 centimètres: Elle aboutit au pied de la circonvolution de Broca.

- **3° Centres corticaux moteurs..**
  Ils sont échelonnés de haut en bas le long de la ligne rolandique....
  1. Celui du membre inférieur au niveau du tiers supérieur,
  2. Celui du membre supérieur au niveau du tiers moyen.
  3. Celui de la face au niveau du tiers inférieur.

- **4° Scissure de Sylvius........**
  1. Tracer une ligne allant du fond de l'angle naso-frontal à un point situé à 1 centimètre au-dessus du lambda.
  2. Cette ligne suit sur une longueur de 4 à 5 centimètres la portion externe de la scissure de Sylvius.
  3. Elle passe à 6 centimètres au-dessus du trou auditif.
  4. Le lambda est situé à 7 centimètres au-dessus de l'inion.

- **5° Artère méningée......**
  - *1. Branche antérieure..*
    1. 5 centimètres en arrière de l'apophyse orbitaire externe.
    2. 12 millimètres au-dessus d'elle.
  - *2. Branche postérieure..*
    1. 83 millimètres en arrière de l'apophyse orbitaire externe chez l'homme.
    2. 76 millimètres chez la femme.

SINUS CRANIENS.

- **1° Sinus longitudinal supérieur..** — Ligne sagittale sur une largeur de 1 centimètre ou de 3 centimètres y compris les lacs sanguins.
- **2° Torcular.....** — Protubérance occipitale externe,
- **3° Sinus latéral.**
  - *1. Portion horizontale.* — Ligne courbe occipitale supérieure, correspondant à la ligne menée de la partie supérieure du méat auditif à la protubérance occipitale externe.
  - *2. Portion oblique.....* — Tiers moyen de l'apophyse mastoïde.

MOELLE. Tableau de Reid (1889) ou Tableau des rapports entre les apophyses épineuses des vertèbres (qu'on peut percevoir assez facilement sous la peau, surtout en faisant fléchir la colonne vertébrale) et les émergences médullaires des nerfs rachidiens.......	1re paire cervicale...		Au niveau du trou occipital et d'égale hauteur, avec la paroi du trou.
	2e paire cervicale...	1. Haut.....	Un peu au-dessus de l'arc postérieur de l'atlas C_1.
		2. Bas......	Entre l'arc postérieur de l'atlas et l'apophyse épineuse de l'axis C_2.
	3e paire cervicale...	1. Haut.....	Un peu au-dessous de l'arc postérieur de l'atlas.
		2. Bas......	A l'union des deux tiers supérieurs et du tiers inférieur de l'apophyse épineuse de l'axis C_2.
	4e paire cervicale...	1. Haut.....	Juste au-dessous du bord supérieur de l'apophyse épineuse de l'axis.
		2. Bas......	Au milieu de l'apophyse épineuse de C_3.
	5e paire cervicale...	1. Haut.....	Juste au-dessous du bord inférieur de l'apophyse épineuse de l'axis C_2.
		2. Bas......	Juste au-dessous du bord inférieur de l'apophyse épineuse de C_4.
	6e paire cervicale...	1. Haut.....	Au bord inférieur de l'apophyse épineuse de C_3.
		2. Bas......	Au bord inférieur de l'apophyse épineuse de C_5.
	7e paire cervicale...	1. Haut.....	Au-dessous du bord supérieur de l'apophyse épineuse de C_4.
		2. Bas......	Au-dessus du bord inférieur de l'apophyse de C_6.
	8e paire cervicale...	1. Haut.....	Au bord supérieur de l'apophyse épineuse de C_3.
		2. Bas......	Au bord supérieur de l'apophyse épineuse de C_7.
	1re paire dorsale.....	1. Haut.....	Au milieu de l'espace compris entre l'apophyse épineuse de C_3 et de C_6.
		2. Bas......	A l'union des deux tiers supérieurs et du tiers inférieur de l'espace compris entre l'apophyse épineuse de C_7 et de D_1.
	2e paire dorsale.....	1. Haut.....	Au niveau du bord inférieur de l'apophyse épineuse de C_6.
		2. Bas......	Juste au-dessus du milieu inférieur de l'apophyse épineuse de D_2.
	3e paire dorsale....	1. Haut.....	Juste au-dessus du milieu de l'apophyse épineuse de C_7.
		2. Bas......	Au niveau du bord inférieur de l'apophyse épineuse de D_2.
	4e paire dorsale.....	1. Haut.....	Juste au-dessous du bord supérieur de l'apophyse épineuse de D_1.
		2. Bas......	A l'union du tiers supérieur et des deux tiers inférieurs de l'apophyse épineuse de D_2.
	5e paire dorsale.....	1. Haut.....	Au bord supérieur de l'apophyse épineuse de D_2.
		2. Bas......	A l'union du quart supérieur et des trois quarts inférieurs de l'apophyse épineuse de D_4.
	6e paire dorsale.....	1. Haut.....	Au bord inférieur de l'apophyse épineuse de D_2.
		2. Bas......	Juste au-dessous du bord supérieur de l'apophyse épineuse de D_5.
	7e paire dorsale.....	1. Haut.....	A l'union du tiers supérieur et des deux tiers inférieurs de l'apophyse épineuse de D_4.
		2. Bas......	Juste au-dessus du bord inférieur de l'apophyse épineuse de D_4.

Le cul-de-sac dure-mérien s'arrête à la deuxième vertèbre sacrée.

MOELLE (*Suite*).	**Tableau de Reid** (1889) ou tableau des rapports entre les apophyses épineuses des vertèbres (qu'on peut percevoir assez facilement sous la peau, surtout en faisant fléchir la colonne vertébrale) et les émergences médullaires des nerfs rachidiens (*Suite*).	**8e paire dorsale.....**	1. Haut.....	A l'union des deux tiers supérieurs et du tiers inférieur de l'espace compris entre les apophyses épineuses de D_4 et de D_5.
			2. Bas......	A l'union du quart supérieur et des trois quarts inférieurs de l'apophyse épineuse de D_6.
		9e paire dorsale.....	1. Haut.....	Au milieu de l'espace compris entre les apophyses épineuses de D_5 et de D_6.
			2. Bas......	Au niveau du bord supérieur de l'apophyse épineuse de D_7.
		10e paire dorsale.....	1. Haut.....	Au milieu de l'espace compris entre les apophyses épineuses de D_5 et D_6.
			2. Bas......	Au milieu de l'apophyse épineuse de D_8.
		11e paire dorsale.....	1. Haut.....	A l'union du quart supérieur et des trois quarts inférieurs de l'apophyse épineuse de D_7.
			2. Bas......	Juste au-dessus de l'apophyse épineuse de D_9.
		12e paire dorsale.....	1. Haut.....	A l'union du quart supérieur et des trois quarts inférieurs de l'apophyse épineuse de D_8.
			2. Bas......	Juste au-dessous de l'apophyse épineuse de D_9.
		1re paire lombaire...	1. Haut.....	Au milieu de l'espace compris entre les apophyses épineuses de D_8 et de D_9.
			2. Bas......	Au niveau du bord inférieur de l'apophyse épineuse de D_{10}.
		2e paire lombaire...	1. Haut.....	Au milieu de l'apophyse épineuse de D_9.
			2. Bas......	A l'union du tiers supérieur et des deux tiers inférieurs de l'apophyse épineuse de D_{11}.
		3e paire lombaire...	1. Haut.....	Au milieu de l'apophyse épineuse de D_{10}.
			2. Bas......	Juste au-dessous de l'apophyse épineuse de D_{11}.
		4e paire lombaire...	1. Haut.....	Juste au-dessous de l'apophyse épineuse de D_{10}.
			2. Bas......	A l'union du quart supérieur avec les trois quarts inférieurs de l'apophyse épineuse de D_{12}.
		5e paire lombaire...	1. Haut.....	A l'union du tiers supérieur avec les deux tiers inférieurs de l'apophyse épineuse de D_{11}.
			2. Bas......	Au milieu de l'apophyse épineuse de D_{12}
		Les cinq paires sacrées.....	1. Haut.....	Juste au-dessous du bord inférieur de l'apophyse épineuse de D_{11}.
			2. Bas......	Au niveau du bord inférieur de l'apophyse épineuse de L_1.
		Nerf coccygien.	1. Haut.....	Au niveau du bord inférieur de l'apophyse épineuse de L_1.
			2. Bas......	Juste au-dessous de l'apophyse épineuse de L_2.

31. TOPOGRAPHIE PARIÉTALE DES ORGANES THORACIQUES

POUMONS.	1° En avant	1. Poumon gauche	Coupe en bas les 6e et 7e côtes, s'arrêtant au bord inférieur de cette dernière. (A signaler l'encoche de Simpson au niveau du 4e espace intercostal et du cartilage de la 5e côte : C'est le point de ponction de la paracentèse du péricarde.)
		2. Poumon droit	1. Descend seulement jusqu'au bord supérieur de la 7e côte, par conséquent un peu moins bas que le gauche. 2. Pas d'encoche.
	2° En arrière		Les deux poumons descendent jusqu'à la 11e vertèbre dorsale, coupant à peu près horizontalement les 11e, 10e et 9e côtes.
	3° Latéralement		Coupe les 6e, 7e, 8e, 9e côtes.
	4° Grandes scissures		Coupent les 4e, 5e, 6e côtes.
PLÈVRES	1° En avant		1. Elles sont accolées seulement des 2es aux 6es côtes, et forment en haut et en bas deux triangles à sommet tronqué, dont l'inférieur est beaucoup plus évasé. 2. Elles descendent jusqu'au bord inférieur des 8es côtes.
	2° En arrière		Elles descendent jusqu'à l'apophyse transverse de la 12e dorsale, coupant les 12e, 11e et 10e côtes.
	3° Latéralement		Vont de la 6e côte au bord inférieur de la 11e.
CŒUR (Poirier).	Il se projette sur la paroi sous forme d'un quadrilatère ainsi délimité :	1° Bord supérieur horizontal	Coupe la partie moyenne de l'extrémité sternale des 2es espaces intercostaux et dépasse de 1 centimètre environ le bord droit et le bord gauche du sternum.
		2° Bord inférieur	Oblique en bas et à gauche, s'étend de l'extrémité sternale du 5e espace intercostal droit à la pointe du cœur, c'est-à-dire à un point situé dans le 5e espace gauche, un peu en dehors du mamelon.
		3° Bords droit et gauche	Réunissant les extrémités des deux lignes précédentes, le droit presque vertical, le gauche très oblique en bas et à gauche.
	1° Sillon auriculo-ventriculaire		Diagonale allant de l'angle supérieur gauche à l'angle inférieur droit.
	2° Orifices du cœur. Schéma de Merkel : Tracer trois lignes	1° Une ligne supérieure	Horizontale en rapport avec le bord supérieur du 3e cartilage costal gauche. C'est la topographie de l'orifice de l'artère pulmonaire.
		2° Une autre ligne moyenne	Allant du milieu du même cartilage et oblique, vers le bord supérieur du 4e cartilage costal droit. C'est la topographie de l'orifice aortique.
		3° Une troisième ligne très oblique	Allant du tiers interne du 3e cartilage costal gauche au bord inférieur du 5e cartilage costal droit. Sa moitié droite représente la topographie de l'orifice tricuspide. Sa moitié gauche la topographie de l'orifice mitral.
	3° Gros vaisseaux de la base du cœur	1° Aorte. Portion verticale	Sternum entre les 2es côtes et le 2e espace intercostal.
		2° Crosse aortique	Son bord supérieur répond à une horizontale passant par le bord inférieur du point le plus déclive de la 1re côte.
		3° Artère pulmonaire	Partie interne, interchondrale, du 2e espace intercostal.
		4° Veine cave supérieure	Partie interne des 1er et 2e espaces intercostaux.
		5° Tronc veineux brachio-céphalique	Bord supérieur du sternum.
DIAPHRAGME			1. Plus élevé à droite qu'à gauche. 2. Remonte jusqu'au 4e espace intercostal, tandis qu'il ne va que jusqu'au 5e à gauche.

32. TOPOGRAPHIE PARIÉTALE DES ORGANES DE L'ABDOMEN

I. — TUBE DIGESTIF.

ESTOMAC

1° En avant

- **1. Petite courbure** — Ligne verticale en rapport avec le bord gauche du sternum.
- **2. Grande courbure**
  - 1. Remonte jusqu'au milieu du 4e espace intercostal, puis coupe les 5e, 6e, 7e, 8e, 9e côtes.
  - 2. En bas, au niveau du canal pylorique, répond à une horizontale menée par le bord inférieur de la 10e côte.
- **3. Cardia** — Articulation des 6e et 7e cartilages chondraux.
- **4. Pylore** — Son centre est à l'intersection de deux lignes, l'une verticale, passant par le bord droit du sternum, l'autre horizontale par le bord supérieur de la 8e côte.

2° En arrière

- **1. Petite courbure**
  - 1. Partie gauche des 9e, 10e, 11e, 12e vertèbres dorsales,
  - 2. Coupe la 1re vertèbre lombaire.
- **2. Grande courbure**
  - 1. Remonte jusqu'au bord supérieur de la 8e côte, puis coupe les 8e, 9e, 10e et 11e côtes.
  - 2. En bas, va jusqu'à une horizontale passant par la partie moyenne de la 3e vertèbre sacrée.
- **3. Cardia** — Flanc gauche de la 9e dorsale.
- **4. Pylore** — Bissectrice de l'angle vertébro-costal droit.

CÔLON TRANSVERSE

- **1° Partie droite.** — Passe obliquement devant la face antérieure de la 3e vertèbre lombaire, juste au-dessous des dernières côtes.
- **2° Partie gauche.** — Monte obliquement en haut et à gauche jusqu'au bord inférieur de la 7e côte, en plein dans le thorax.

II. — ANNEXES DU TUBE DIGESTIF.

FOIE

1. Remonte à droite jusque dans le 4e espace intercostal.

2. Limites de la petite matité du foie

1° En haut

1. Ligne sternale droite au niveau du bord inférieur du 5e cartilage costal.
2. Ligne parasternale droite au niveau du bord supérieur du 6e cartilage costal.
3. Ligne mamillaire droite au niveau du bord inférieur de la 6e côte.
4. Ligne axillaire droite au niveau du bord inférieur de la 7e côte.
5. Ligne scapulaire droite au niveau de la 9e côte.
6. Partie latérale droite du rachis au niveau du bord inférieur de la 11e côte (point où elle se confond avec la matité du rein).

2° En bas

1. A côté du rachis, se confond avec la matité rénale et suit le trajet de la 11e côte.
2. Sur la ligne mamillaire droite, abandonne le bord du thorax pour se diriger vers la ligne médiane et croiser celle-ci à égale distance de l'ombilic et de l'appendice xiphoïde.
3. Elle se termine entre la ligne parasternale gauche et la ligne mamillaire du même côté, au-dessous de la région où se constate le choc de la pointe du cœur.

3. Limites de la grande matité du foie

- 6 centimètres sur la ligne médiane.
- 6 centimètres sur la ligne parasternale.
- 8 centimètres sur la ligne mamillaire.
- 12 centimètres sur la ligne axillaire.
- Le lobe gauche dépasse de 5 à 6 centimètres sur la ligne médiane.

VÉSICULE BILIAIRE....	Son fond se trouve exactement entre la 10ᵉ côte droite et le bord externe du muscle grand droit, sur une horizontale menée par le bord supérieur de la côte susnommée.
PANCRÉAS........	Répond au corps de la 1ʳᵉ vertèbre lombaire, appelé pour cette raison *vertèbre pancréatique.*

RATE................

1° Sommet de l'extrémité interne.....	A 4 centimètres 1/2 de la crête épineuse du rachis, dans la partie supérieure du 10ᵉ espace intercostal.
2° Extrémité externe.....	1. A 7ᶜᵐ,5 de la pointe de la 10ᵉ côte et à 4 centimètres de celle de la 11ᵉ. 2. Ne doit pas dépasser une ligne allant du sommet de la 11ᵉ côte vers l'articulation sterno-claviculaire gauche.
3° Angle basal postérieur..	Bord supérieur de la 11ᵉ côte au niveau de la ligne axillaire postérieure.
4° Bord obtus..	Ligne légèrement convexe en bas et en avant, allant de l'angle basal postérieur à l'extrémité externe ou antérieure de la rate et deuxième ligne parallèle du trajet de la 11ᵉ côte qu'elle abandonne à 5 centimètres de la crête épineuse du rachis en décrivant une légère courbe à convexité inféro-interne pour remonter vers l'extrémité interne de la rate.
5° Bord crénelé.	Courbe à convexité supérieure qui, partant de l'extrémité interne de la rate, coupe le bord supérieur de la 10ᵉ côte à 6 centimètres environ de la crête épineuse du rachis, la 9ᵉ côte au niveau de la ligne scapulaire, le bord inférieur de la 8ᵉ côte au niveau de la ligne axillaire moyenne.
6° Hile........	Réunir par une ligne droite les deux extrémités de la rate.

33. TOPOGRAPHIE PARIÉTALE DES ORGANES GÉNITO-URINAIRES

REINS................

Procédé de Pausch ou procédé des aiguilles :

1° Sens vertical.	1. En haut......	Bord supérieur de la 11ᵉ côte.
	2. En bas.......	1. A droite. — Bord inférieur de l'apophyse transverse de la 3ᵉ lombaire. 2. A gauche. — Bord supérieur de la même apophyse.
2° Sens transversal..	Le bord interne est séparé de la ligne médiane.	En haut, de 2 centimètres 1/2. En bas, de 3 centimètres 1/2.
	Le bord convexe est séparé de la ligne médiane de 9 centimètres.	

URETÈRES........	1. Ils descendent en longeant les sommets des apophyses transverses des vertèbres lombaires. 2. Ils franchissent le détroit supérieur en un point *palpable* situé environ à 4 centimètres de la ligne médiane.
VESSIE............	1. Ligne médiane ; organe rétro-pubien. 2. Il n'y a que dans le cas de réplétion assez grande où la vessie déborde le bord supérieur du pubis.
UTÉRUS............	1. Un utérus normal ne dépasse pas la symphyse. 2. Pour arriver à bien le palper par le toucher bimanuel, il faut que les doigts abdominaux se disposent en crochet pour pénétrer dans le bassin.

34. TOPOGRAPHIE PARIÉTALE DES ARTÈRES

La connaissance de la projection cutanée des artères, telle qu'on l'étudie en médecine opératoire, peut être importante en clinique, dans les cas d'adhérence, d'anévrysme, de tumeurs comprimant et déplaçant les vaisseaux, etc.

TÊTE, FACE ET COU

1. **Artère faciale.** — Bord inférieur de la mâchoire dans la dépression sensible située en avant du bord antérieur du masséter, à 0ᵐ,03 de l'angle.
2. **Artère temporale.** — Ligne verticale entre le tragus et le condyle.
3. **Artère occipitale.** — Ligne horizontale allant de la pointe de l'apophyse mastoïde à 0ᵐ,05 en arrière et légèrement en haut.
4. **Artères carotides.** — Ligne allant du creux parotidien à l'articulation sterno-claviculaire, sur le bord antérieur du muscle sterno-cléido-mastoïdien.

THORAX, ABDOMEN ET BASSIN

1. **Artère mammaire interne.** — Dans les espaces intercostaux à 0ᵐ,01 du bord externe du sternum.
2. **Artère épigastrique.** — Ligne transversale, parallèle à l'arcade crurale, à un doigt en dedans du milieu de l'arcade.
3. **Artère iliaque externe.** — En dedans du milieu de l'arcade crurale (en haut).
4. **Artères fessière, ischiatique et honteuse.** — A 0ᵐ,08 de la ligne médiane (un travers de main, pouce non compris). 1. La fessière sur la ligne droite relevant l'épine iliaque postéro-supérieure au sommet du grand trochanter. 2. L'ischiatique et la honteuse sur la ligne parallèle à la précédente, mais plus basse de 0ᵐ,03 environ.

MEMBRES

1. **Membre supérieur**

1. **Artère sous-clavière et axillaire.** — A un doigt en dedans du milieu de la clavicule.
2. **Artère axillaire dans l'aisselle.** — Ligne allant du sommet de l'aisselle immédiatement derrière le grand pectoral, le long du coraco-brachial, devant le relief du plexus brachial tangible.
3. **Artère humérale.** — En dedans de la saillie du muscle biceps.
4. **Artère cubitale.** — Ligne allant de la pointe de l'épitrochlée au côté externe du pisiforme.
5. **Artère radiale.** — Ligne allant du milieu du pli du coude à la face interne de l'apophyse styloïde radiale.
6. **Arcade palmaire superficielle.** — La partie la plus basse répond à une ligne transversale partant de la commissure du pouce.

2. **Membre inférieur**

1. **Artère fémorale.** — Ligne allant du milieu de l'arcade crurale, descendant obliquement derrière le condyle interne. On peut ainsi l'explorer : 1. En haut, dans le triangle de Scarpa. 2. Au milieu, en dedans du quadriceps. 3. En bas, dans le canal de Hunter.
2. **Artère poplitée.** — Ligne verticale exactement au milieu du pli du jarret.
3. **Artère tibiale antérieure.** — Ligne allant de la dépression antépéronière (entre la tête du péroné et le tubercule de Gerdy), au milieu du cou-de-pied.
4. **Artère tibiale postérieure.** — Ligne à un travers de pouce derrière le tibia, parallèlement à son bord interne.
5. **Artère péronière.** — Ligne à un travers de pouce derrière le péroné, parallèlement à lui, sur le bord du jumeau externe.
6. **Artère pédieuse.** — Ligne allant du milieu de l'espace intermalléolaire à l'extrémité postérieure du premier espace intermétatarsien.

35. MALADIES CHIRURGICALES D'ORIGINE CONGÉNITALE
(Kirmisson)

BUT — Il peut être utile au diagnostic de connaître les principales maladies et déformations *congénitales*, dans le but de faciliter l'exploration clinique chez les enfants et d'éviter ainsi des erreurs de diagnostic.

TÊTE
- 1° Crâne et encéphale
  - 1. Encéphalocèle. — C'est la présence hors du crâne d'une partie de l'encéphale et des méninges.
  - 2. Céphalématome. — C'est un épanchement sanguin, enkysté entre l'os et le périoste du crâne.
  - 3. Hydrocéphalie. — C'est l'hydropisie des séreuses crâniennes.
  - 4. Microcéphalie.
- 2° Face
  - 1. Bec-de-lièvre.
  - 2. Bifidité du voile du palais.

AXE VERTÉBRAL
- 1° Spina bifida (Hydrorachis). — Fissure des arcs vertébraux, à travers laquelle moelle et enveloppes font hernie.
- 2° Tumeurs congénitales de la région caudale.
- 3° Infundibulum paracoccygien et fistules paracoccygiennes.

COU
- 1. Fistules congénitales.
- 2. Kystes
  - 1. Branchiaux.
  - 2. Séreux.
- 3. Néoplasmes.
- 4. Torticolis congénital.

THORAX
- 1. Poitrine en entonnoir.
- 2. Absence congénitale des pectoraux.
- 3. Fissures congénitales du sternum.
- 4. Hernies congénitales du poumon.
- 5. Anomalies costales.
- 6. Hernie diaphragmatique.

OMBILIC
- 1° Diverticules omphalo-mésentériques.
  - 1. Libre dans la cavité abdominale et adhérent à l'intestin (diverticule de Meckel).
  - 2. Adhérent à l'ombilic.
  - 3. Avec rétention kystique des produits de sécrétion.
- 2° Fistules urinaires et kystes de l'ouraque.
- 3° Hernies ombilicales.

INTESTINS
- 1. Rétrécissements de l'anus et du rectum.
- 2. Imperforations de l'anus et du rectum.
- 3. Absence congénitale de l'anus et du rectum.
- 4. Abouchements anormaux.

ORGANES GÉNITO-URINAIRES
- 1° Exstrophie de la vessie. — Absence de paroi vésicale antérieure.
- 2° Epispadias. — Méat à la face dorsale du pénis.
- 3° Hypospadias. — Méat à la face inférieure.
- 4° Phimosis. — Rétrécissement congénital de la fente préputiale.
- 5° Ectopie testiculaire. — Le testicule n'est pas descendu jusque dans les bourses.
- 6° Hernie inguinale congénitale. Ses variétés anatomiques :
  - 1. Hernie vaginale complète ou testiculaire.
  - 2. Hernie vaginale funiculaire.
  - 3. Hernie congénitale avec ectopie testiculaire.
  - 4. Hernie inguino-interstitielle.
  - 5. Hernie inguino-propéritonéale.
  - 6. Hernie enkystée de la vaginale.
  - 7. Hernie inguinale congénitale de la femme.
- 7° Hydrocèle congénitale. Ses variétés :
  - 1. Hydrocèle par persistance du canal vagino-péritonéal.
  - 2. Hydrocèle infantile.
  - 3. Kyste du cordon.
- 8° Vices de conformation.
  - 1. Atrésie de la vulve et du vagin.
  - 2. Abouchements anormaux des uretères à la vulve et dans le vagin.
  - 3. Cloisonnements du vagin.
  - 4. Utérus bicorne.

MEMBRES.

I. Déformations en général, communes aux deux membres.
- 1º Ectromélie.. Absence totale d'un ou de plusieurs membres.
- 2º Hémimélie..
  1. Segment basilaire bien développé.
  2. Jambe et avant-bras atrophiés.
  3. Moignon terminal.
- 3º Phocomélie..
  1. Absence des deux segments supérieurs.
  2. Main ou pied appendus au tronc.

II. Membre supérieur.....
- 1º Vices de conformation..
  - 1. Doigts ....
    1. Polydactylie.
    2. Ectrodactylie.
    3. Syndactylie.
  - 2. Pouce ....
    1. Ectrodactylie.
    2. Pouces surnuméraires.
    3. Pouce à trois phalanges.
    4. Déviations latérales.
- 2º Mainbote congénitale. Avec absence congénitale du radius et du cubitus.
- 3º Luxations congénitales du coude.
- 4º Luxations congénitales de l'épaule.
- 5º Refoulement de l'omoplate par en haut.

III. Membre inférieur ......
- 1º Vices de conformation.
  1. Pied bot varus équin.
  2. Pied bot talus valgus.
  3. Pied bot talus direct.
  4. Pied bot valgus et talus purs.
  5. Pied bot équin pur.
- 2º Absence congénitale du tibia ou du péroné.
- 3º Genu recurvatum.
- 4º Luxation congénitale de la rotule.
- 5º Luxation congénitale de la hanche uni- ou bilatérale.

TUMEURS BÉNIGNES CONGÉNITALES..
1. Angiomes.
2. Lipomes.
3. Kystes dermoïdes (inclusions).
4. Hypertrophies congénitales.

36. CLASSIFICATION DES TUMEURS DE L'ABDOMEN AU POINT DE VUE DU DIAGNOSTIC (G. Grieg Smith)

I. — TUMEURS SOLIDES.

I. — TUMEURS SYMÉTRIQUES.

CLASSIFICATION

1º Partie supérieure de l'abdomen.
1. Cancer du pancréas.
2. Cancer du pylore.
3. Épaississements fibreux du pylore.
4. Productions pathologiques de l'estomac.

2º Partie inférieure de l'abdomen...
1. Tumeurs solides de l'ovaire...... 1. Sarcome. 2. Fibrome. 3. Carcinome.
2. Myomes utérins.
3. Sarcomes de l'utérus.
4. Grossesse molaire.
5. Grossesse extra-utérine (également liquide).

II. — TUMEURS ASYMÉTRIQUES.

CLASSIFICATION.

1º Soit l'un, soit l'autre côté de l'abdomen.
1. Tumeurs solides du rein......... 1. Sarcome. 2. Adénome. 3. Carcinome.
2. Ectopie rénale.
3. Tumeurs du côlon.

2º Côté droit...
1. Tumeurs solides du foie. 1. Sarcome. 2. Carcinome.
2. Tumeurs solides de la vésicule biliaire.
3. Cancer du cæcum.

3º Côté gauche.
1. Hypertrophie de la rate... 1. Leucocythémique. 2. Amyloïde. 3. Cancéreuse. 4. Syphilitique.
2. Ectopie splénique.

III. — TUMEURS AU SIÈGE INDIFFÉRENT.

CLASSIFICATION.

1. Tumeurs solides du péritoine..... 1. Cancer. 2. Enchondrome.
2. Cancer de l'épiploon.
3. Cancer et sarcome des parois.

II. — TUMEURS LIQUIDES.

I. — TUMEURS SYMÉTRIQUES.

CLASSIFICATION.

1º Régions moyenne et supérieure du ventre......
1. Kystes du pancréas.
2. Kystes péritonéaux et mésentériques.
3. Hydropisie enkystée du péritoine.

2º Région inférieure...
1. Ascite.
2. Kystes de l'ovaire.
3. Kystes parovariens.
4. Kystes papillaires du ligament large.
5. Fibromes kystiques de la matrice.
6. Grossesse.
7. Hydramnios.
8. Hématométrie.
9. Hématokolpos.
10. Hydrométrie.
11. Grossesse extra-utérine.
12. Kystes de l'ouraque.

II. — TUMEURS ASYMÉTRIQUES.

CLASSIFICATION.

1° Soit l'un, soit l'autre côté.
1. Kystes rénaux.
2. Kystes hydatiques du rein.
3. Hydronéphrose.
4. Pyonéphrose.
5. Abcès du rein.
6. Abcès périnéphrétiques.
7. Hydro-hémato-pyo-salpingite.
8. Grossesse extra-utérine.
9. Abcès de l'ovaire.

2° Côté droit....
1. Acès du foie.
2. Kystes hydatiques du foie.
3. Hydropisie de la vésicule biliaire.
4. Empyème de la vésicule biliaire.

3° Côté gauche.
1. Abcès de la rate.
2. Kystes hydatiques de la rate.

II

MÉTHODES PARTICULIÈRES SPÉCIALES A CHACUN DES ORGANES

---

1. — TÊTE

---

1. PERCUSSION MÉTHODIQUE DU CRANE

HISTORIQUE —
1. Piorry (1866).
2. Mac Ewen (1893).
3. Doyen (1891).
4. Gilles de la Tourette et Chipault (1900).

INDICATIONS —
1. Tumeurs du cerveau.
   1. Liquides (hématomes).
   2. Solides (gros tubercules).
2. Tumeurs du cervelet.
3. Synostoses hâtives.
4. Épaisseur plus ou moins grande des os du crâne.
5. Fractures du crâne.
6. Hydropisie (distension des ventricules latéraux).

INSTRUMENTS — Petit marteau semblable à celui dont on se sert pour l'étude des réflexes. Il peut être préférable de se servir simplement du doigt.

TECHNIQUE —
1. Raser la tête du sujet ou écarter les cheveux.
2. Le faire asseoir.
3. Lui faire fermer la bouche.
4. Frapper avec le médius de la main droite et *bien verticalement*.

RÉSULTATS —
1. La tonalité comparative du crâne est :
   1. Claire, chez l'enfant.
   2. Mate, chez l'adulte.
   3. Plus mate, chez l'homme que chez la femme.
   4. Moins mate, chez le vieillard.
   En résumé, la tonalité d'une région du crâne est variable avec son épaisseur : elle est d'autant plus claire que la paroi est plus mince et inversement.
2. Le son est plus clair du côté où l'on a trépané.
3. *Bruit de pot fêlé*, dans les fractures du crâne.
4. Note tympanitique chez les enfants à fontanelles fermées tardivement.
5. Importance très grande de l'épaisseur du cuir chevelu.
6. La région qui est en arrière du ptérion est la plus favorable.
7. Sonorité du crâne des rachitiques, probablement par suite de la porosité de leurs os.
8. Sonorité très augmentée dans la distension des ventricules latéraux ou du 4° ventricule.
9. Dans la rotation avérée, il y a un maximum de sonorité à la base des frontaux et des pariétaux.

ACCIDENTS — Il n'y en a pas à proprement parler, et cette percussion, faite avec douceur, n'occasionne aucune douleur.
Mac Ewen dit qu'on peut même percuter les enfants pendant le sommeil.

---

2. RADIOGRAPHIE DES PROJECTILES DANS LA CAVITÉ CRANIENNE [1]

HISTORIQUE...... | Contremoulins (1899).

INDICATIONS ..... { Tous les corps étrangers de la boîte cranienne (dans la pratique chirurgicale : les balles de revolver).

INSTRUMENTS... { Compas d'opération, muni de trois tiges de repère indicatrices, qui peuvent toujours relever l'une sur l'autre l'emplacement exact de la balle par rapport à trois points de la face.

TECHNIQUE......

1° Examen sur le malade..

1. Immobilité complète du crâne par un cadre spécial.
2. Usage de deux tubes de Crookes, tous deux d'un même côté du ... et placés à une certaine distance.
3. Plaque sensible d' l'autre côté.
4. Actionner l'un des tubes, l'image de la balle impressionne la plaque.
5. Actionner l'autre tube : l'image de la balle impressionne de nouveau une autre plaque qui a remplacé la première, mais forcément à un autre endroit.
6. On enlève le cadre immobilisateur.
7. On rejoint par des fils tendus les centres de projections de la balle et les foyers d'émission lumineux. Or le point d'entre-croisement de ces fils représente la *situation de la balle* par rapport à trois points de repère de la face qui précisément répondent tous trois aux extrémités des trois tiges indicatrices du compas d'opération.
8. Enfin, une dernière tige du compas d'opération est adaptée de façon que la pointe vienne, après enlèvement du cadre, coïncider avec le point d'entre-croisement des fils.
9. On voit donc que ce compas-repère avec ses quatre tiges est seul nécessaire après les préliminaires pour l'opération chirurgicale.

2° Calcul radiographique......

1. On transporte sur une feuille de zinc l'image obtenue sur la plaque radiographique qu'on perfore.
2. Substitution aux foyers des tubes d'œilletons métalliques qui reçoivent les fils de la plaque métallique.
3. Une aiguille qu'on manœuvre facilement vient par sa pointe se mettre en contact avec l'entre-croisement des fils.

RÉSULTATS......

1. L'emploi de cette méthode a donné jusqu'ici d'excellents résultats.
2. Les manipulations radiographiques de la fin ne demandent pas plus de vingt minutes.
3. Malheureusement, c'est une méthode un peu compliquée et qui ne sera jamais à la portée de tous les praticiens.

---

[1] Nous ne donnerons ici que le principe de cette opération, car la pratique demande une manipulation compliquée, et qui n'est pas à la portée de tous les praticiens.

3. DIAGNOSTIC DANS L'EXPLORATION D'UNE

	Étage antérieur.
POINT D'APPLICATION DU TRAUMATISME.	Région fronto-temporale ou nasale.
ISSUE DE MATIÈRE CÉRÉBRALE.............	Par le nez (rare).
HÉMORRAGIE...........	Épistaxis avec, quelquefois, hémorragie buccale.
ÉCOULEMENT DE SÉROSITÉ.....	Par le nez (rare).
ECCHYMOSES...	Sous-conjonctivale avec, quelquefois, protrusion de l'œil.
TROUBLES SENSORIELS.....................	Goût diminué ou aboli, vision composée, strabisme externe, ptosis, mydriase.
PARALYSIE FACIALE.....................	Absente.

FRACTURE DE LA BASE DU CRANE (Glantenay).

Étage moyen.		Étage postérieur.
Face longitudinale du rocher.	Face perpendiculaire du rocher.	
Région temporo-pariétale.	Région occipitale.	Région occipitale ou chute sur les pieds, les genoux.
Par l'oreille (exceptionnelle).		Pas.
Hémorragie auriculaire abondante et prolongée.	Hémorragie auriculaire peu importante.	Pharyngienne (rare).
Insignifiant.	Par l'oreille, abondant.	Pas.
Mastoïdienne ou temporo-pariétale.		Pharyngienne ou occipitale.
Ouïe conservée, strabisme interne.	Ouïe le plus souvent détruite.	Ordinairement absents.
Peut exister dans les deux variétés. Assez rare.	Plus fréquente.	Pas.

II. — FACE

I. — BOUCHE

1. EXPLORATION DES DENTS ET DES GENCIVES

I. — MÉTHODE DIRECTE.

TECHNIQUE ....
1. Faire ouvrir largement la bouche.
2. Se placer bien en face une fenêtre pour être largement éclairé.
3. Dévier la paroi interne de la joue, au niveau des sillons gingivo-buccaux, avec un écarteur ou les doigts.
4. On peut encore y intercaler un tampon d'ouate.

II. — MÉTHODE AVEC LE MIROIR.

TECHNIQUE ....
1. On ne peut bien voir la face inférieure des dents supérieures et surtout la face postérieure des dents qu'avec le miroir plan rectangulaire ou ovalaire, qu'on chauffe modérément avant son introduction dans la bouche, pour éviter la buée qui s'y déposerait et gênerait l'examen.
2. On n'oubliera pas d'explorer la région qui est en arrière de la grosse molaire où siègent souvent des ulcérations spéciales.

RÉSULTATS ....
En dehors des affections propres aux dents et qui relèvent de l'art dentaire, la clinique peut encore tirer profit de certaines malformations dentaires, justiciables le plus souvent de la syphilis héréditaire (dents et échancrures hutchinsoniennes).

2. EXPLORATION SIMPLE DE L'ARRIÈRE-BOUCHE

I. — INSPECTION.

TECHNIQUE .....
1. On fera asseoir le malade *devant une fenêtre*, pour avoir plus de jour, en lui faisant prononcer la voyelle A prolongée.
2. Ce simple examen suffit quelquefois ; au contraire, il est des malades chez qui l'examen de la gorge est impossible sans abaisse-langue (Voy. plus loin).
3. La concavité exagérée de la voûte palatine est importante à déceler (stigmate de dégénérescence).

II. — PALPATION.

TECHNIQUE ....
1. Elle se fait avec un doigt introduit dans la bouche jusqu'à l'arrière-gorge.
2. Pour éviter que le patient ne vous morde involontairement, il sera bon, dans le cas de lésions inflammatoires, partant *douloureuses*, de laisser les mâchoires écartées par un bouchon intercalé entre les arcades alvéolaires.

INDICATIONS .. — Elle est utile dans : ....
1. Les polypes naso-pharyngiens.
2. Les végétations adénoïdes.
3. Les tumeurs de l'extrémité supérieure de l'œsophage.
4. Les lésions amygdaliennes.

III. — EMPLOI DE L'OUVRE-BOUCHE.

INSTRUMENTS... Les ouvre-bouche sont des instruments articulés, destinés à obtenir l'écartement permanent des mâchoires.

VARIÉTÉS.........
1. Ouvre-bouche à anneaux de Collin, muni d'un abaisse-langue.
2. Ouvre-bouche de Delabarre.
3. Ouvre-bouche démontant.
4. Ouvre-bouche à bascule.
5. Ouvre-bouche de Larrey, à vis.
6. Ouvre-bouche rétro-molaire.
7. Ouvre-bouche à crémaillère.

INDICATIONS..... Les bâillons ouvre-bouche de Trélat et de Collin sont surtout destinés aux opérations portant sur la cavité buccale, comme l'uranoplastie et la staphylorraphie.

IV. — ABAISSE-LANGUE.

DÉFINITION....... C'est l'instrument indispensable pour toute exploration soignée et méthodique de la bouche.

VARIÉTÉS ....
1. Abaisse-langue pliant.
2. Abaisse-langue fixe de Trousseau.
3. Abaisse-langue double de Doyen.
4. Abaisse-langue injecteur d'Onimus.
5. Abaisse-langue double en verre, un des meilleurs, parce qu'il est facilement stérilisable.
6. Signalons enfin le *tracteur* de la base de la langue employé par M. Bayeux dans l'intubation du larynx.
7. Ce n'est que dans des cas rares, quand on n'aura pas sous la main d'abaisse-langue propre, qu'on se servira du manche d'une cuiller ou d'une fourchette.

INDICATIONS..... Grâce à cet instrument, on examinera avec soin la face interne des joues, les sillons gingivo-labiaux et les replis anfractueux.

REMARQUE.......
1. Il sera bon, surtout dans les services de syphilitiques où l'emploi des abaisse-langue est d'un usage courant, que chaque malade ait son abaisse-langue, pour éviter aux sujets sains qui portent dans la bouche des ulcérations suspectes les dangers d'une contagion spécifique.
2. On se trouvera bien de l'appareil de Pospelow, qui est un abaisse-langue en bois, de prix modique, et destiné à être brûlé après chaque examen.

---

3. EXPLORATION DES AMYGDALES PAR LE PALPER BIMANUEL

TECHNIQUE.......
1. On introduira un doigt (index) dans la cavité buccale jusqu'à la face interne de l'amygdale.
2. L'autre main, et en particulier l'index de l'autre main, se place derrière l'angle de la mâchoire inférieure.
3. On saisit ainsi l'amygdale entre les deux doigts.

RÉSULTATS....... On a pu ainsi déterminer de la fluctuation, dans le cas d'abcès amygdalien.

---

4. TOUCHER NASO-PHARYNGIEN

INDICATIONS..... Végétations adénoïdes, chez les enfants strumeux.

PRÉLIMINAIRES. Certains opérateurs se servent de doigtiers en caoutchouc ou en métal.

TECHNIQUE ....
1. Un aide tient solidement l'enfant entre ses genoux.
2. Le chirurgien tient solidement de sa main gauche la tête de l'enfant appliquée contre sa poitrine.
3. Insinuer le médius et l'index entre les parties molles de la joue et les arcades dentaires.
4. Introduire l'index droit (le petit doigt, chez les tout jeunes enfants).
5. Le doigt se promène de la face postérieure du pharynx au cavum, en contournant le bord du voile du palais.

RÉSULTATS....... On sent facilement les végétations adénoïdes.

II. — FOSSES NASALES

1. EXPLORATION DES FOSSES NASALES

I. — EXPLORATION DES NARINES.

PRÉLIMINAIRES. — Relever la pointe du nez avec le pouce, pour explorer facilement toutes les parties des fosses nasales.

INSTRUMENTS.

1° Spéculums.
1. *Spéculums univalves (en verre ou en ébonite).* — Ce sont des spéculums *tubulaires*, d'un emploi peu fréquent, sauf pour les galvanocautérisations.
2. *Spéculums bivalves, les plus communs.*
   1. Spéculum de Duplay.
   2. Spéculum de Moure, à pavillon plus large.
   3. Spéculum de Vacher (d'Orléans).
   4. Spéculum de Fraenkel (de Berlin) ou spéculum fenêtré.
3. *Spéculum trivalve d'Elsberg.*

2° Écarteurs.
1. Écarteur de Lennox Browne.
2. Écarteur à courroies.
3. Écarteur de Palmer.

3° Source lumineuse et miroir.
1. Lampe électrique.
2. Lampe à huile.
3. Lampe à pétrole.
4. Bec de gaz.

TECHNIQUE.
1. Se bien mettre en face du patient.
2. Faire, si besoin est, une injection nasale chaude d'eau bouillie (35°).
3. Introduire le spéculum ouvert à 45°.
4. Le tenir de deux doigts pendant que les autres de la même main prennent un point d'appui sur le dos du nez.
5. Faire tenir les paupières ouvertes (pour éviter toute contraction musculaire synergique).
6. L'autre main manœuvre la vis.

RÉSULTATS.

1° Position en tête droite. — On voit :
1. La tête du cornet inférieur (on ne peut voir sa queue qu'en déplaçant le spéculum).
2. Le plancher.
3. La partie inférieure de la cloison.
4. La partie postérieure du naso-pharynx.
5. L'orifice tubaire (dans la rhinite atrophique).
6. La face supérieure du voile du palais.

2° Position en tête renversée. — On voit :
1. Le cornet moyen.
2. La partie moyenne de la cloison.
3. Le cornet supérieur, rarement.

MÉTHODES D'EXPLORATION ANNEXES.

1° Emploi d'une solution de chlorhydrate de cocaïne. — Pour insensibiliser la muqueuse.

2° Méthode des flacons. — Elle consiste, dans les cas d'anosmie, à faire respirer aux malades des flacons contenant de l'éther, du camphre, etc.

3° Méthode du stylet coudé (stylet à plaque). — Elle permet :
1. D'étudier l'état de sensibilité et de consistance de la muqueuse.
2. De provoquer par attouchements des réflexes divers.

II. — EXPLORATION DU MILIEU DES FOSSES NASALES.

TECHNIQUE....... { 1. Elle se pratique en disposant sur le plancher des fosses nasales un miroir de petites dimensions, qui réfléchit la voûte avec tous ses détails.
2. Mais c'est un procédé peu employé par les otologistes.

III. — EXPLORATION DES CHOANES.

I. — PROCÉDÉ DE CHOIX.

HISTORIQUE...... | Czermak.

PRÉLIMINAIRES. { 1. Grande douceur de la part de l'opérateur, car ce procédé est habituellement mal supporté par les malades.
2. Toutefois, il est indispensable pour assurer le diagnostic.

INSTRUMENTS... {
1. Abaisse-langue (Voy. p. 49).
2. Petit miroir ovalaire, incliné à 140° sur sa tige............... *Variétés*. { 1. Miroir articulé de Michel.
2. Miroir à pince de Duplay.
3. Miroir double de Voltolini.
3. Crochets palatins de Czermak.
4. Releveur du voile de Moritz Schmidt (de Francfort). On l'emploie après insufflation cocaïnique.

TECHNIQUE....... {
1. Faire pencher la tête en avant.
2. Abaisser le voile le plus possible.
3. Insinuer le miroir derrière le voile.

RÉSULTATS...... Voici l'image obtenue :........ {
1. Le bord postérieur de la cloison, *plus clair*.
2. Les 3 cornets étagés : le moyen est le *plus rouge*.
3. La voûte, avec : { 1. Végétations adénoïdes, chez l'enfant.
2. Irrégularités, chez l'adulte.
4. L'orifice de la trompe d'Eustache et, plus en avant, la fossette de Rosenmüller.

ACCIDENTS........ {
1. Le miroir se recouvre de buée : pour l'éviter, le chauffer préalablement sur la flamme d'une lampe à alcool.
2. On touche la paroi postérieure du pharynx : on observe alors des envies de vomir.
3. Éviter que le miroir ne soit pris dans une contraction brusque du voile.

II. — MÉTHODE DE DORN.

TECHNIQUE....... { Elle consiste à pratiquer la rhinoscopie postérieure dans la position de Rose pour les plasties sur le voile, c'est-à-dire en tête renversée.

AVANTAGES...... {
1. Maniement facile des différents instruments.
2. Pas de troubles respiratoires, parce que les liquides ne s'écoulent pas dans le larynx.

2. RECHERCHE DES CORPS ÉTRANGERS DES FOSSES NASALES

I. — MÉTHODE DE FÉLIZET (1898).

TECHNIQUE....... } Cette méthode consiste à injecter par la narine opposée, avec la canule d'un injecteur placé à 1 mètres, une certaine quantité d'eau bouillie tiède.

II. — MÉTHODE DE L'ÉCOUVILLONNAGE.

TECHNIQUE.......
1. On introduit une bougie fine, qui contourne le corps étranger.
2. On le ramène dans la bouche et on le saisit pour y attacher un petit tampon d'ouate, qui, en revenant par la fosse nasale, désenclave le corps étranger.
3. La manœuvre est souvent douloureuse.

ANNEXES.......... } Méthode de l'éclairement par contact des sinus péri-orbitaires (méthode de Lauge).

---

3. PALPATION DU SINUS MAXILLAIRE

HISTORIQUE...... { Kaspariantz (de Moscou, 1900), qui l'appelle « procédé de diagnostic par palpation ».

INDICATIONS..... | Suppuration du sinus.

TECHNIQUE.... .. { On appuie une sonde coudée à angle droit en avant du processus uncinatus ou en arrière.

RÉSULTATS....... | On voit le pus sourdre, gouttelette par gouttelette, de l'orifice du sinus.

III. — OREILLES

1. EXPLORATION DE L'OREILLE EXTERNE

INDICATIONS..... Exploration de la membrane du tympan.

EXAMEN SANS INSTRUMENT.... Tirer en haut et en arrière le pavillon : cette manœuvre a pour effet de redresser le conduit.

EXAMEN AVEC INSTRUMENTATION............

1° **Spéculum de Toynbee......** — C'est le plus fréquemment employé. C'est un tronc de cône, mais à surface de révolution concave et non plane, en métal ou en ébonite, de 4 à 5 centimètres de longueur et dont la circonférence du bec est inclinée légèrement en dedans pour éviter toute éraillure de la muqueuse.

2° **Spéculum de Brunton......** — Il est caractérisé par l'addition d'une lentille grossissante. *Désavantage :* C'est un spéculum de diagnostic, mais non de traitement, car il ne permet pas, comme le Toynbee, l'introduction d'instruments.

3° **Autres otoscopes.....**
1. Otoscope de Voltolini.
2. Otoscope de Bonnafont.
3. Otoscope de Garrigou-Désarènes.

4° **Foyer lumineux.....**
1. Lumière solaire..
2. Lampe électrique. } Avec réflecteur.
3. Lampe à gaz.....

INSTRUMENTS COMPLÉMENTAIRES......

1° **Spéculum pneumatique de Siegle......** — Destiné, par compression sur une poire en caoutchouc, à étudier les incursions de la membrane.

2° **Endoscope de Gellé........** — Pour étudier les pulsations du tympan.

TECHNIQUE......

1° **Examen au Toynbee......**
1. Tenir l'instrument avec le pouce et l'index au niveau de sa grande circonférence.
2. Incliner légèrement la tête en avant et du côté opposé pour la facile exploration de toutes les parties de la membrane.
3. On peut grandir l'image avec une lentille biconvexe tenue de la main droite.

2° **Examen au Brunton......**
1. Introduire l'instrument obliquement en haut et en avant.
2. Tourner l'entonnoir vers le foyer lumineux.
3. Appliquer l'œil sur l'oculaire.

PROFONDEUR D'INTRODUCTION........
2 centimètres en moyenne.
Éviter les deux reliefs........
1. L'un situé à l'entrée et en arrière.
2. L'autre plus profond et en avant (bourrelet).

RÉSULTATS......

On voit nettement la membrane du tympan, nacrée ou gris-perle, avec.
1. Le relief du manche du marteau dans la moitié supérieure.
2. L'ombilic au centre.
3. Le cercle tympanal avec le triangle lumineux.
4. Les deux plis antérieur et postérieur circonscrivant la membrane de Schrapnell.

On observe en outre.........
1. L'enfoncement.. } De la membrane.
2. Les perforations.

2. EXPLORATION DE L'OREILLE MOYENNE

I. — CATHÉTÉRISME DE LA TROMPE D'EUSTACHE.

HISTORIQUE ....
1. Guyot, 1724 (voie buccale).
2. Itard (voie nasale).

INDICATIONS ..... Recherche de l'état de la trompe d'Eustache par insufflation d'air ..
1. Aérable ou non
2. Sèche ou humide.
3. État des parois.

INSTRUMENTS ...
1° Sonde d'Itard ....
1. En argent.
2. En maillechort.
3. En ébonite.

2° **Insufflateur de Politzer.**

TECHNIQUE.

Il existe un grand nombre de procédés.

1° **Procédé de Politzer ou du pharynx** ....
1. Conduire le cathéter jusqu'à la face postérieure du pharynx en suivant le plancher des fosses nasales.
2. Porter en dehors le bec de la sonde et le retirer en avant de 1 centimètre.
3. Relever d'un quart de cercle le bec de l'instrument.

2° **Procédé de Kramer ou du voile du palais** ..
1. Conduire la sonde-bec en bas le long du plancher jusqu'à ce qu'on sente le vide.
2. La tourner en dehors : elle pénètre dans la trompe.

3° **Procédé de Frank ou de la cloison** ....
1. Conduire la sonde-bec en dedans jusqu'à ce qu'elle heurte le bord postérieur du vomer.
2. Faire effectuer un demi-tour au bec de la sonde.

4° **Procédé de Triquet ou du cornet inférieur.**
1. Conduire la sonde le long de la ligne d'insertion du cornet inférieur.
2. Lui faire franchir son extrémité postérieure.
3. À un demi-centimètre en arrière de cet obstacle, il pénètre dans l'orifice tubaire.

5° **Procédé physiologique de Rossi-Lœwenberg** .....
1. Faire fermer la bouche et ordonner au malade de respirer par le nez.
2. Quand la sonde a franchi le voile, faire faire un mouvement de déglutition.
3. La sonde se soulève, se tourne en dehors et pénètre dans le pavillon.

6° **Procédé de Gellé ou externe** ......
1. Repère ....
1. Le tubercule précondylien du maxillaire inférieur.
2. L'épine nasale antéro-inférieure.
2. On marque sur la sonde placée sur la joue les deux points et l'on a ainsi sa profondeur.

OBSTACLES ....
1. Déviation de la cloison.
2. Hypertrophie de la queue du cornet.
3. Grande sensibilité d'une fosse nasale : pénétrer par l'autre.

ACCIDENTS ....
1. Rupture de la membrane du tympan par insufflation trop grande.
2. Emphysème sous-muqueux par déchirures et éraillures de la muqueuse.
3. Inoculation involontaire de la tuberculose ou de la syphilis.

II. — AUTRES MÉTHODES SIMPLES D'EXPLORATION DE LA TROMPE.

PROCÉDÉ DE TOYNBEE ...
Fermer les lèvres et les narines, puis faire un mouvement de déglutition.
L'air se raréfie dans le naso-pharynx, celui de la caisse y est ainsi attiré.

PROCÉDÉ DE POLITZER ...
On fait prendre une gorgée de liquide.
On introduit dans une des narines la poire de Politzer ; l'autre est fermée.
On vide la poire dès l'instant où le malade déglutit, car les trompes s'ouvrent.

PROCÉDÉ DE VALSALVA ..
Narines et bouche fermées, le malade expire.
Sous l'influence de la pression, les trompes s'ouvrent.

III — CATHÉTÉRISME DES TROMPES AVEC LES BOUGIES.

TECHNIQUE ....
On se sert de bougies très flexibles en celluloïd, en se rappelant que la trompe a 36 millimètres en moyenne.

IV. — OTOSCOPIE MANOMÉTRIQUE DE POLITZER.

Avec manomètre en U.

V. — AUSCULTATION OTOSCOPIQUE.

TECHNIQUE ....
Grâce à un tube de caoutchouc, qui va de l'oreille du médecin à celle du malade, on perçoit, quand l'air passe, un *souffle rude*.

3. EXPLORATION DE L'OREILLE INTERNE (Castex).

ÉTUDE DES BRUITS.
- **1° Bruits subjectifs**
  - 1. Bourdonnements, en rapport avec l'obstruction tubaire.
  - 2. Sifflement, en rapport avec l'ankylose des osselets.
  - 3. Bruits musicaux, en rapport avec une lésion labyrinthique.
- **2° Bruits objectifs**
  - 1. Entotiques
    - 1. Contraction brusque du muscle du marteau.
    - 2. Craquement du tympan.
  - 2. Exotiques
    - Bruits de souffle de la jugulaire et de la carotide.

PARACOUSIE. — Le malade entend un son différent de celui auquel on le soumet. La paracousie de Willis ou surdité paradoxale consiste dans la plus grande facilité pour certains malades d'entendre dans le bruit.

DIPLACOUSIE. — Chaque oreille perçoit une note différente d'une même note produite.

AUTOPHONIE ou TYMPANO-PHONIE. — C'est pour certains malades la résonance excessive de leur propre voix dans une ou dans les deux oreilles : ce phénomène résulte d'une béance anormale de la trompe.

ACOUMÉTRIE. — Instrumentation — Différents acoumètres
- 1. Montre.
- 2. Sifflet de Galton.
- 3. Diapason (la^3).
- 4. Parole : une oreille saine doit entendre la voix basse à 20 mètres.

EXAMEN AU DIAPASON.

1° Division
- **1. Examen par la voie aérienne.** — On présente le diapason à l'entrée du conduit auditif.
- **2. Examen par la voie osseuse.** — On fait vibrer l'instrument :
  - 1. Sur l'apophyse mastoïde.
  - 2. Sur le vertex.
  - 3. Sur les incisives supérieures.

2° Variétés d'utilisation du diapason
- **1. Épreuve de Weber.** — Quand on fait vibrer un diapason sur le sommet du crâne, si l'une des oreilles est fermée, c'est cette oreille qui entendra résonner ce son le plus fortement (sclérose tympanique). Gellé a remplacé le diapason-vertex par un audiphone en celluloïd.
- **2. Épreuve de Rinne.** — Normalement, un diapason présenté près du méat auditif y est plus longtemps perçu que si on le fait vibrer sur l'apophyse.
- **3. Épreuve de Schwabach.** — Repose sur la durée comparative de la perception sonore sous le diapason-vertex.
  - 1. Plus longue. — Affection de l'oreille moyenne.
  - 2. Plus courte. — Affection de l'oreille interne.
- **4. Épreuve de Bing.** — Quand le diapason-vertex n'est plus perçu, si, en obturant l'oreille à examiner, on entend un reste de sonorité, c'est que les oreilles externe et moyenne sont libres.
- **5. Épreuve de Gellé ou des pressions centripètes.** — On fait vibrer le diapason-vertex et on détermine avec le spéculum des pressions successives, qui normalement doivent à chaque pression se transmettre à la platine de l'étrier. Or le son du diapason reste avec sa continuité si l'étrier est *ankylosé*.
- **6. Réactions électriques du nerf auditif (Brenner, 1869).** — On fait passer un courant électrique dans l'oreille. Si le nerf réagit normalement, il perçoit au début une sensation sonore, puis une élévation du son, enfin des bourdonnements.
- **7. Épreuve des deux diapasons, aigu et grave.**
  - 1. Perception des sons graves. — Sclérose tympanique.
  - 2. Perception des sons aigus. — Affection labyrinthique.

4. MODE D'EXPLORATION
DANS LES CAS DE SURDITÉ SIMULÉE

TECHNIQUE......

I. Surdité simulée d'une oreille........
1. Mettre de l'ouate dans l'oreille saine.
2. Faire agir le diapason-vertex.
3. Le malade doit entendre de l'oreille saine; s'il dit non : simulateur.

II. Surdité simulée des 2 oreilles....
1. Essayer le réveil inconscient du sommeil anesthésique.
2. Le faux sourd baisse la tête; le vrai cherche à lire sur les lèvres.

---

5. ÉPREUVE PARACOUSIQUE (POUR LE DIAGNOSTIC
PRÉCOCE DE LA SURDITÉ PROGRESSIVE)

HISTORIQUE...... | Pierre Bonnier (1900).

INDICATIONS..... Tous les cas de lésions auriculaires entraînant le pronostic de surdité progressive.

INSTRUMENTS... | Un diapason.

TECHNIQUE...... Elle consiste à appliquer le diapason sur des points du corps éloignés de l'oreille, de façon que la trépidation soit absorbée avant d'atteindre celle-ci, et dans ces cas la paracousie (1) est alors plus manifeste.

RÉSULTATS...... Cette méthode semble préférable à celles plus anciennes:
1. De Weber qui place la source sonore sur le vertex.
2. De Rinne qui compare l'audition par contact mastoïdien à l'audition aérienne du même côté,
3. De Schwabach, qui compare l'audition crânienne d'un sujet à l'audition normale.

---

6. MÉTHODE D'EXPLORATION DES CORPS ÉTRANGERS
DE L'OREILLE PAR L'APPAREIL TROUVÉ

HISTORIQUE...... | Trouvé (1869).

INDICATIONS..... | Corps étrangers métalliques de l'oreille.

INSTRUMENTS... Petit appareil électrique muni d'un stylet explorateur ; les 2 fils, réunis dans une même gaine isolante, sont munis de pointes très fines et très résistantes. Le stylet est relié à l'appareil électrique.

TECHNIQUE......
1. On introduit d'abord dans le trajet jusqu'au niveau du corps étranger une canule directrice ou une sonde.
2. Puis on y introduit le stylet dont l'une des pointes est en contact avec le projectile.

RÉSULTATS...... Dans le cas de corps métallique, il y a des vibrations du trembleur que perçoivent à la fois l'oreille et les doigts.

(1) On entend par paracousie la faculté que possède une oreille d'entendre les sons intérieurs, les sons graves qui sont transmis par l'intermédiaire du corps, bien mieux que les sons venant du dehors et qu'entend l'oreille normale.

On peut même dire que l'audition normale et la paracousie varient en sens inverse (une oreille normale n'entend pas le diapason quand celui-ci est placé au delà du cou).

IV. — ŒIL

1. EXPLORATION DES CANAUX LACRYMAUX

INDICATIONS...... { Recherche de la perméabilité des voies lacrymales (sac lacrymal, canal nasal).

INSTRUMENTS... { 1. Petits stylets dits d'Anel.
2. Seringues d'Anel.

TECHNIQUE...... *Pour cathétériser les conduits lacrymaux:* 1. On se place d'abord devant le malade, on attire la paupière en dehors pour bien découvrir le point lacrymal et, après l'avoir légèrement sectionné, s'il est trop exigu pour laisser passer la sonde, on introduit le stylet d'abord horizontalement jusqu'à ce qu'on sente quelque chose de dur, puis verticalement ou légèrement oblique en bas et en arrière.
2. Avec les seringues, on suivra la même technique et l'eau devra ressortir par le nez si les voies sont perméables.

ACCIDENTS........ { 1. Fausses routes, ce dont on sera averti par un léger suintement sanguin.
2. On arrêtera alors le cathétérisme pendant quelques jours.

———

2. MODE D'EXAMEN DE LA PUPILLE

TECHNIQUE...... 1. Se placer bien en face une fenêtre, pour avoir un bon éclairage.
2. Se mettre devant le sujet qui ouvrira les yeux grands.
3. Elargir la fente palpébrale de l'index et du pouce d'une même main.
4. Ordonner au malade de regarder successivement en haut, en bas, à droite et à gauche, pour juger des inégalités de la circonférence pupillaire.
5. Faire regarder successivement à l'infini et de très près, pour juger, par le rétrécissement de la pupille, de l'état du muscle de l'accommodation.
6. Phénomène de la lumière, qu'on approche brusquement de l'œil pour voir si les contours de la pupille se modifient.
7. Emploi de l'atropine et de l'ésérine qui dilate et rétrécit la pupille. (Les verser en gouttes dans l'œil avec un compte-gouttes.)

———

3. EXPLORATION DE LA CONJONCTIVE PALPÉBRALE OU MÉTHODE DU RETOURNEMENT DE LA PAUPIÈRE

I. — PAUPIÈRE INFÉRIEURE.

TECHNIQUE .....
1. Pour examiner la conjonctive de la paupière inférieure et le sillon palpébro-oculaire, il suffit en général d'abaisser la paupière avec le pouce.
2. Le sillon apparaît immédiatement et l'on peut ainsi voir s'il existe un corps étranger ou s'il existe des phénomènes inflammatoires.

II. — PAUPIÈRE SUPÉRIEURE.

TECHNIQUE ....

Il n'en est pas de même du cul-de-sac conjonctival supérieur beaucoup plus profond, et l'examen de la conjonctive palpébrale nécessite alors un procédé spécial qui est le suivant. ......

1. On met la pulpe de l'index de la main gauche par exemple en haut de la paupière, dans le sillon palpébro-orbitaire.
2. Du pouce et de l'index de la main droite, on saisit les cils de la paupière supérieure et, en même temps, on cherche à attirer à soi la paupière et à la *retourner*.
3. Une sensation particulière est perçue au moment de la bascule des cartilages tarses.
4. Pour ramener la paupière à son état normal, on la rabat directement en avant.
5. Dans le cas d'indocilité du sujet, on se trouvera bien d'anesthésier préalablement la cornée avec la cocaïne.

---

4. OPHTALMOSCOPIE

I. — MÉTHODE D'EXPLORATION DE L'ŒIL A L'IMAGE DROITE (1) OU MÉTHODE D'EXAMEN DIRECT.

CONDITIONS .....
Cette méthode ne peut se faire qu'en adaptant à l'ophtalmoscope des *verres correcteurs* (Rekoss) qui servent à modifier le trajet des rayons lumineux.

TECHNIQUE ....
1. Rapprocher le plus possible son œil de l'œil à examiner (comme on regarde l'intérieur d'une chambre du trou d'une serrure).
2. Faire abstraction de sa propre accommodation, autrement dit se mettre en mesure de percevoir des rayons *parallèles*.

REMARQUE .....
A cause de cette dernière condition, il est clair que cette méthode d'examen de l'œil à l'image droite est plus difficile que celle à l'image renversée.

II. — MÉTHODE D'EXPLORATION DE L'ŒIL A L'IMAGE RENVERSÉE OU MÉTHODE D'EXAMEN INDIRECT.

HISTORIQUE ...... Ruete (1852).

TECHNIQUE ....
1. Eclairer le fond de l'œil avec un miroir concave très éclairant.
2. Interposer entre le miroir et l'œil du malade une lentille très convergente ; c'est elle qui réunira en image réelle et renversée les rayons sortant de l'œil.
3. Le médecin se place à une certaine distance de l'œil observé à la distance de sa vision normale.
4. De sa main droite, il tient l'ophtalmoscope, de sa gauche la lentille convexe immédiatement devant l'œil du malade.

RÉSULTATS .....
Les rayons lumineux sortent parallèles de l'œil examiné et sont rendus convergents par la lentille convexe. Ils vont former une image réelle et renversée au niveau de son plan focal, entre la lentille et l'œil de l'observateur.

AVANTAGES SUR LA MÉTHODE PRÉCÉDENTE .
1. Distance plus grande entre le médecin et le malade, donc tolérance plus grande de part et d'autre.
2. Etendue plus grande du champ ophtalmoscopique.
3. Suppression facultative des verres correcteurs.
4. Possibilité d'examen à travers une pupille étroite.
5. Facilité plus grande d'examen pour l'observateur avec un seul œil.

DÉSAVANTAGES. Les images sont fournies sous un faible grossissement.

(1) Toutes les notions ophtalmoscopiques qui suivent sont empruntées à Haab et Terson, *Atlas manuel d'ophtalmoscopie*, 2ᵉ édition, 1900.

---

5. DÉTERMINATION DE LA RÉFRACTION PAR LA MÉTHODE DE SCHMITT-RIMPLER

AVANTAGES...... { Cette méthode a l'avantage de ne pas exiger le relâchement de l'accommodation de l'observateur.

PRINCIPE......... { On détermine par un appareil particulier la situation de l'image renversée, puis on calcule la distance de cette lentille au point de formation de l'image.

TECHNIQUE...... {
1. Regarder à travers l'orifice d'un miroir.
2. Chercher le point précis où la flamme (image réelle et renversée d'une flamme située près du sujet et réfléchie par le miroir de l'observateur) fait une image nette sur la rétine.
3. La rétine et l'image de la flamme sont alors exactement conjuguées et cette image se trouve au punctum remotum.
4. De la situation du punctum remotum d'un œil myope se déduit facilement sa réfraction.

---

6. EXAMEN DES MILIEUX DE L'ŒIL AVEC LE MIROIR SEUL

PREMIER PROCÉDÉ.... {
1. On se sert d'un simple miroir concave ou plan percé d'un orifice par où on regarde.
2. On voit ainsi très nettement se détacher en noir les opacités.

DEUXIÈME PROCÉDÉ.... { Pour voir avec une finesse plus grande de détails, on place derrière le miroir une lentille convexe de 8-10 dioptries.

REMARQUE....... {
Il faut, dans cet examen :
1. Se rapprocher le plus possible de l'œil.
2. Dilater la pupille pour examiner le cristallin cataracté.

---

7. SKIASCOPIE
OU MÉTHODE D'EXAMEN DE L'OMBRE PUPILLAIRE

HISTORIQUE......
1. Bowman.
2. Cuignet (*Kératoscopie*).
3. Parent.

INDICATIONS...... Mode de détermination de la réfraction, par la recherche de la situation du punctum remotum.

PRINCIPE......... Recherche de la direction des ombres et des lumières quand on fait osciller le miroir ophtalmoscopique.

INSTRUMENTS ...
1. Règles à skiascopie de Parent.
2. Skiascoptomètre de poche de Chibret.
3. Skiascoptomètre fixe de Darier.
4. Boîtes de ver-
   1. Miroirs plans.
   res........
   2. Miroirs concaves ordinaires.

TECHNIQUE......
1. On se servira le plus souvent d'un miroir plan, pour renvoyer la lumière d'une flamme située près du sujet.
2. La tache lumineuse rétinienne se meut toujours sur cette membrane de haut en bas, quand on tourne le miroir de haut en bas; de droite à gauche, quand on le tourne de droite à gauche.
3. En général, la tache lumineuse se meut toujours sur le fond de l'œil dans la même direction que le miroir plan.
4. *Les mouvements sont de même sens et de même nom.*

RÉSULTATS......

1° Myopie......
1. L'ombre pupillaire se meut en *sens inverse* du miroir (elle va à droite quand on tourne le miroir à gauche).
2. Le punctum remotum est entre l'observateur et l'œil examiné.

2° Myopie faible, Emmétropie, Hypermétropie.
1. L'ombre pupillaire se meut *dans le même sens*.
2. Le punctum remotum est derrière l'observateur.

8. ÉCLAIRAGE ÉLECTRIQUE PAR CONTACT DE LANGE

DÉFINITION — Cette méthode consiste à éclairer fortement la sclérotique avec une lentille pour éclairer le fond de l'œil.

HISTORIQUE —
1. Lange (1881).
2. Von Reuss.
3. Chibret (1894).
4. Rochon-Duvigneau (1894).

INSTRUMENTS — Petite lampe électrique engaînée dans un étui de corne, au contact d'un cône de crown, long de 5-6 centimètres, activée par un accumulateur de 10-20 volts.

TECHNIQUE —
1. Cocaïniser la sclérotique de l'œil.
2. Appliquer directement la lampe sur la sclérotique, sans chaleur.

RÉSULTATS —

I. Yeux normaux —
1. La pupille paraît lumineuse.
2. On voit la transparence de l'iris qui n'est pas toujours en rapport avec la coloration.
3. On voit les différences entre l'opacité très prononcée du petit cercle irien et une certaine translucidité du grand cercle, vers la racine de l'iris.
4. On voit les variations de pigmentation de l'iris.

II. Yeux pathologiques —
1. Les cataractes sont facilement traversées.
2. On reconnaît un corps étranger à son opacité.
3. Les tumeurs sont opaques également.

---

9. OPHTALMOSCOPIE PROPREMENT DITE

I. — INSTRUMENTATION.

QUALITÉS PREMIÈRES POUR UN BON OPHTALMOSCOPE —

1. Au point de vue mécanique. — Un ophtalmoscope doit fonctionner avec rapidité et se tenir bien en main.

2. Au point de vue matériel. — On doit plutôt se servir d'ophtalmoscope à réfraction.

3. Au point de vue du miroir. — On doit avoir deux surfaces réfléchissantes :
1. Un miroir plan (à faible pouvoir réflecteur).
2. Un miroir concave (à pouvoir réflecteur fort).

4. Au point de vue de la courbure. — La meilleure courbure est celle dont le foyer est à une distance de 14-17 centimètres.

5. Au point de vue des dimensions de l'orifice. — Il ne faut pas que le diamètre soit trop petit : 3 millimètres au moins à la partie antérieure et un peu plu à la partie postérieure.

6. Au point de vue de la situation du miroir. — Elle doit être oblique.

7. Au point de vue de la disposition des verres correcteurs derrière l'orifice du miroir. —
1. Les verres doivent être le plus près possible du miroir.
2. Ils ne doivent pas se superposer.
3. On se sert avec avantage d'un disque unique.

8. Au point de vue des lentilles. —
1. Elles ne doivent pas être trop petites.
2. Leur diamètre ne doit pas être inférieur à 5 millimètres.

9. Au point de vue de la loupe. — Elle doit posséder une force de convergence de 17 dioptries (foyer à 6 centimètres).

DESCRIPTION DE L'OPHTALMOSCOPE DE PANAS.

1. Il n'y a qu'un seul disque muni de 17 verres sphériques :......
   - Sept concaves,
   - Sept convexes,
   - Un trou à vide,
2. Il faut avoir à sa disposition trois miroirs modèles :................
   - Un miroir plan,
   - Un miroir concave,
   - Celui de Parent.
3. La grande lentille ophtalmoscopique pour les rayons émergents offre un diamètre de 3-4 centimètres avec une force réfringente de 11 à 15 D positives.

VARIÉTÉS D'OPHTALMOSCOPES.....

1° Ophtalmoscope de Morton.......
   - 1. Les verres correcteurs sont mis en mouvement par une roue dentée.
   - 2. De fortes lentilles supplémentaires peuvent être facilement amenées devant le trou du miroir.
2° Ophtalmoscope de Parent.......
   - 1. Il est à verres cylindriques.
   - 2. Très coûteux.
3° Ophtalmoscope binoculaire de Giraud-Teulon.
4° Ophtalmoscope à plusieurs observateurs.
5° Ophtalmoscope à orientation ou à localisation de De Graefe.
6° Ophtalmoscope de Galezowski en lorgnette.
7° Ophtalmoscopes simples.
   - 1. De Liebreich.
   - 2. De Perrin.
   - 3. De Masselon.
   - 4. De Coccius.
8° Ophtalmoscopes à réfraction....
   - 1. De de Wecker, avec roue à 24 verres.
   - 2. De Landolt.
   - 3. De Lornig.
   - 4. De Morton.

II. — TECHNIQUE DE L'EXAMEN OPHTALMOSCOPIQUE.

PRÉLIMINAIRES.
1. Endroit sombre.
2. Flamme d'un bec de gaz (bec Auer) ou d'une lampe à pétrole. On peut encore se servir d'une lampe électrique.

TECHNIQUE.

1er temps.........
1. Se mettre, assis en face du malade, à 40-50 centimètres environ.
2. Près de l'opérateur est la lampe susceptible d'être déplacée.
3. Faire d'abord un rapide examen à la lumière latérale. Pour cela, on fait converger un faisceau lumineux oblique sur la cornée afin que le sommet du cône réponde aux parties qu'on veut éclairer.

2e temps...........
On projette la lumière dans l'œil à l'aide du miroir de façon que la pupille apparaisse rouge.

3e temps...........
Examen à l'image renversée......
1. Saisir de la main gauche la lentille convexe.
2. La maintenir devant l'œil à examiner.
3. Si par exemple on examine l'œil gauche, on prie le sujet de regarder l'oreille gauche de l'observateur.
4. L'image se fait entre la loupe et le miroir; l'observateur est donc obligé d'accommoder.

4e temps.........
Examen à l'image droite.
Pour ce faire, on rapproche la lampe du côté correspondant à l'œil qu'on examine.

V. — RÉGION PAROTIDIENNE

EXPLORATION DE LA RÉGION PAROTIDIENNE

INDICATIONS ..... { C'est surtout dans les cas de tumeurs qu'on pratique cette exploration par le palper.
Tout revient à élargir le *sillon parotidien*.

TECHNIQUE ....

1. On fait avancer en prognathisme la mâchoire inférieure, qui ainsi dépasse la supérieure.
2. Ce qui a sur l'abaissement de la mâchoire l'avantage de ne pas rapprocher le gonion du sterno-mastoïdien.

1er procédé .... { Insinuer le doigt entre le bord antérieur du sterno et le bord postérieur de la branche montante.

2e procédé ...... { Ou procédé du palper bimanuel : c'est le procédé de choix.
On saisit la glande entre les doigts des deux mains, l'une appliquée sur la région parotidienne, l'autre soutenant la paroi latérale du pharynx.

III. — COU

1. EXPLORATION DE LA RÉGION STERNO-MASTOÏDIENNE

TECHNIQUE......
1. Mettre le muscle dans le relâchement et pour cela le malade qui est assis ne fera *aucun effort*.
2. Le chirurgien doit se placer devant lui.
3. Saisir la tête du malade de la main gauche.
4. La fléchir.
5. L'incliner légèrement du côté malade.
6. Il est alors facile de saisir le muscle, véritable *corde détendue*, d'en explorer la face profonde et d'y rechercher, si besoin est, les ganglions.
7. Si au contraire on voulait étudier les connexions d'une tumeur avec le muscle, on le ferait contracter en ordonnant au malade de tourner fortement la tête du côté opposé.

2. EXPLORATION DIGITALE DU CREUX SUS-CLAVICULAIRE

TECHNIQUE......
1. Relâcher les parties superficielles, en inclinant la tête sur l'épaule du même côté et en élevant le membre correspondant.
2. On peut ainsi explorer tout le triangle jusqu'à la colonne vertébrale et y sentir facilement une septième côte cervicale.
3. On peut même sentir les battements de l'artère sous-clavière (anévrysmes), que l'on comprimera facilement.

3. EXPLORATION DE LA RÉGION SUS-HYOÏDIENNE PAR LE PALPER

TECHNIQUE......
1. Se placer en face du malade, qui fléchira légèrement la tête.
2. Appuyer la main gauche sur le ventre, pour immobiliser la tête.

1er procédé.....
Ou procédé du palper bimanuel.
On combine le palper sus-hyoïdien avec le toucher buccal.

2e procédé .....
Les doigts en crochet, pulpe en haut, dépriment les tissus à un travers de pouce en dedans du bord inférieur du maxillaire et sont ramenés ainsi vers la face interne de la mâchoire.
Ce procédé est surtout précieux pour la recherche des ganglions.

4. MÉTHODE DE PALPATION DE GILLETTE

INDICATIONS..... | Abcès chauds rétro-pharyngiens.

TECHNIQUE.......
1. Le médecin se place derrière le sujet, dont la tête est appliquée sur sa poitrine.
2. Il introduit dans la bouche ouverte du malade ses deux index recourbés en crochet.
3. Les doigts iront jusqu'à la paroi pharyngienne postérieure, dont ils exploreront ainsi facilement la tuméfaction.

---

5. EXPLORATION DU LARYNX

HISTORIQUE...
1. Levrey, 1743, inventeur d'un glottiscope.
2. Bozzini (de Vienne), 1825.
3. Garcia (de Londres), 1835.
4. Czermak (de Prague), 1840.
5. Kirstein (1896) (*autoscopie*).

I. — LARYNGOSCOPIE INDIRECTE AVEC LE MIROIR.

INSTRUMENTS.

1° Miroirs........
1. Destinés à être placés au fond de la bouche.
2. Ce sont des miroirs *ronds*, en glace.
3. *Variétés.....* | Il y en a de sept diamètres.
4. La désinfection doit se faire dans une solution d'oxycyanure de mercure à 5 p. 100 ou de phénosalyl à 20 p. 100.

2° Foyer lumineux......

1° Éclairage direct de Fauvel et Krishaber..
1. Avec appareil se plaçant sur lampe à huile.
2. Avec l'appareil à lumière oxhydrique de Drummond, dont la puissance est de 800 bougies.
3. Avec l'éclairage électrique.
4. Avec le bec Auer.

2° Éclairage indirect....
1. Avec un réflecteur en aluminium maintenu au front par une courroie fixe.
2. *Remarque....* Le médecin doit être à 30 centimètres du malade, car la distance focale du réflecteur frontal varie de 30 à 35 centimètres.
3. On peut se servir encore du photophore électrique.

TECHNIQUE....
1. Se mettre en face du malade, ses jambes entre les siennes.
2. Le malade doit sortir sa langue, respirer par la bouche et prononcer la voyelle *é* (*aiguë*).
3. Saisir la pointe de la langue avec un linge, pouce en haut, index en bas.
4. Chauffer légèrement le miroir, pour éviter que la buée ne voile sa surface.
5. L'explorer du creux de sa main gauche, pour qu'il ne soit pas trop chaud.
6. Le porter rapidement jusque sous la luette, le manche du miroir tenu comme une plume à écrire.
7. L'élever ou l'abaisser jusqu'à ce qu'on y voit le larynx.
8. Bien diriger sur la luette le faisceau lumineux, et ne laisser le miroir en place que quelques secondes.

DIFFICULTÉS...
1. Patients indociles, qu'il faudra souvent cocaïniser.
2. Soulèvement de la base de la langue.
3. Abaissement de l'épiglotte.

RÉSULTATS.

On obtient ainsi ce qu'on appelle l'*image laryngoscopique*.

1° Préliminaires... Se rappeler que :
1. La corde vocale droite du malade est à gauche dans l'image.
2. Les parties antérieures se voient en haut, les postérieures en bas.

2° Description de l'image........

1° Parties périphériques
1. Base de la langue et amygdale linguale.
2. Replis glosso-épiglottiques.
3. Tubercule épiglottique de Czermak.
4. Replis pharyngo-épiglottiques sur les côtés, avec les cartilages de Santorini et de Wrisberg.

° Parties centrales...
1. Cordes vocales supérieures *rouges*.
2. Ventricules de Morgagni au-dessous.
3. Vraies cordes vocales en dedans.

I. — MÉTHODE ENDO-LARYNGOSCOPIQUE.

HISTORIQUE... | Rosenberg et Mermod (d'Yverdon).
INDICATIONS... | Lésions de l'intérieur des ventricules de Morgagni.
INSTRUMENTS... | Miroirs endo-laryngés spéciaux.

II. — POSITION RESPECTIVE DES CORDES DANS LA VOIX (VUE AU LARYNGOSCOPE.

DONNÉES PHY-SIOLOGIQUES...

I. Voix de poitrine, médium, tête.......
- 1. Émission de la voix de poitrine.... } Les cordes vocales sont très rapprochées l'une de l'autre.
- 2. Voix mixte... } Elles sont un peu moins rapprochées.
- 3. Voix de tête.. } Cordes un peu séparées et glotte entr'ouverte, surtout au milieu.

II. État de la glotte dans le son filé..
- 1. Voix faible... } Au début, les cordes sont éloignées l'une de l'autre.
- 2. Voix forte. , } Cordes en contact *seulement par leur partie moyenne*.
- 3. A la fin...... | Cordes en position cadavérique.

III. — EXPLORATION LARYNGOSCOPIQUE CHEZ L'ENFANT.

DIFFICULTÉS...
- 1. Difficulté très grande d'examen.
- 2. Obliquité de la face postérieure du pharynx.
- 3. Aplatissement de l'épiglotte de droite à gauche.

TECHNIQUE D'ESCAT......
- 1. Usage d'un abaisse-langue laryngoscopique deux fois coudé et à fourche, dont les dents se placent dans les sinus piriformes.
- 2. Cet instrument est :........ { 1. Dilatateur du pharynx. 2. Dépresseur et protracteur de la langue.
- 3. Rouler l'enfant dans un drap.
- 4. Porter l'abaisse-langue contre la paroi pharyngienne.
- 5. L'appuyer sur les sinus piriformes.
- 6. Attirer la langue et le pharynx en avant.
- 7. Introduire le miroir, en même temps que l'abaisse-langue.

II. — LARYNGOSCOPIE DIRECTE OU AUTOSCOPIE OU MÉTHODE DE KIRSTEIN.

HISTORIQUE... | Kirstein (de Berlin, 1896).

INDICATIONS.. { Seulement chez les sujets qui, la langue attirée en bas et en avant, montrent facilement la cavité du pharynx.

INSTRUMENTA-TION ....
- 1° Spatule autoscopique (en palladium nickelé) ....
  - 1. Prélaryngienne, s'arrêtant à la gouttière glosso-épiglottique.
  - 2. Intra laryngienne, qu'on enfonce derrière l'épiglotte.
- 2° Lampe électrique, fixée en haut du manche de la spatule.

TECHNIQUE....
- 1. Le malade s'assoit le tronc incliné en avant, sans lien au cou et tête renversée.
- 2. Les rayons visuels doivent former un angle aigu de 30° avec l'horizontale.
- 3. Se placer devant le patient.
- 4. Introduire la spatule autoscopique.
- 5. En manœuvrant le manche de l'appareil, on peut dévier la lumière de 90°, grâce à un prisme, et des rayons lumineux s'engagent ainsi dans la spatule pour illuminer le larynx.
- 6. Appuyer fortement l'extrémité libre de la spatule sur la base de la langue.

III. — AUTRES MODES D'EXPLORATION DU LARYNX.

I. — INSPECTION.

RÉSULTATS......
1. Élargissement du thyroïde dans les cancers.
2. Dans les cas de dyspnée laryngienne, cet organe s'abaisse un peu à chaque inspiration.

II. — PALPATION.

TECHNIQUE.....
1° **Méthode de Gerhardt** (1895).......
En enfonçant la pulpe de l'index au-dessus du bord supérieur du thyroïde, on sent les mouvements des cordes.
2° **Frémissement** dans le rétrécissement du larynx.

III. — TOUCHER DIGITAL.

INDICATIONS......
1. Dans les corps étrangers.
2. Dans les lésions de l'épiglotte.

IV. — SONDE LARYNGIENNE.

V. — AUSCULTATION.

RÉSULTAT........ | Grelottement des polypes ou corps étrangers.

VI. — MODE D'ÉCLAIRAGE PAR TRANSPARENCE OU MÉTHODE DE FREUDENTHAL (1890).

TECHNIQUE...... Elle consiste à éclairer le larynx à l'aide d'une lampe électrique placée sur un des côtés.

INDICATION...... Utile surtout pour le diagnostic des tumeurs solides ou liquides.

VII. — STROBOSCOPIE.

BUT............ | Destinée à étudier les vibrations des cordes vocales.

TECHNIQUE........
On se sert d'un moteur électrique qui fait tourner, devant l'œil de l'observateur, un obturateur qui interrompt la vue par intervalles réguliers.
Les cordes paraissent immobiles aussitôt que l'obturateur a atteint une vitesse égale au nombre des vibrations des cordes vocales.

VIII. — LARYNGO PHOTOGRAPHIE OU MÉTHODE DE FLATAU ET GAREL.

IX. — RAYONS X.

6. TRACHÉOSCOPIE

HISTORIQUE...... { Ludwig Türck (1856).
{ Killian.

**PARTICULA-
RITÉS**............ { 1. Se procurer une source lumineuse très intense.
{ 2. Placer sa tête très en dessous de celle du patient.
{ 3. Mettre le larynx dans l'axe de la trachée, en faisant pencher la tête en
{   avant.

7. LARYNGO-FANTÔME

DÉFINITION........ | C'est un instrument d'étude, destiné à manier facilement le miroir.

INSTRUMENTS... { Cet instrument se compose d'un tube métallique représentant la bouche
{   et le canal bucco-pharyngien.
{ Une image reproduit le pharynx.
{ La base de l'appareil contient une pile, une sonnerie à grelot et une
{   sonnerie à timbre reliées par un système de bornes et de conducteurs
{   au larynx artificiel, au canal bucco-pharyngien et à la tige métallique.

TECHNIQUE........ { 1. Quand on simule une opération, la sonnerie à grelot marche.
{ 2. Si on bouche le canal bucco-pharyngien, celle à timbre marche seule-
{   ment, quand on arrive sur le point du larynx désigné d'avance (Castex).

8. MÉTHODE D'EXPLORATION DANS LES CAS
DE CORPS ÉTRANGERS DES VOIES DIGESTIVES SUPÉRIEURES

TECHNIQUE......... { 1. Faire ouvrir grandement la bouche.
{ 2. Bien faire éclairer la gorge.
{ 3. Porter le doigt en crochet derrière la base de la langue, pour explorer
{   tout le naso-pharynx.
{ 4. Palpation attentive au niveau du bord antérieur du sterno-mastoïdien.
{ 5. Cathétérisme { 1. Le résonnateur métallique de Duplay.
{   œsophagien { 2. Un cathéter à boule, muni d'une petite olive en métal
{   avec : ...... {   ou en ivoire.
{ 6. Radiographie.

IV. — THORAX

1. PALPATION DU THORAX

TECHNIQUE......

I. Étude des vibrations.
1. On applique la main à plat sur le thorax et on ordonne au malade de compter à haute voix.
2. Normalement, on perçoit nettement des vibrations au niveau de la paume de la main, transmises par la paroi thoracique.
3. Anormalement, il peut y avoir augmentation, diminution ou disparition de ces vibrations.

II. Froissements pleuraux rappelant les froissements péritonéaux.
III. Battements impulsifs (choc du cœur).
IV. Perception tactile des gros râles.
V. Battements d'un anévrysme aortique.
VI. Succussions hippocratiques par collision de gaz et de liquide.

2. MENSURATION DU THORAX

I. — MENSURATION PÉRIMÉTRIQUE.

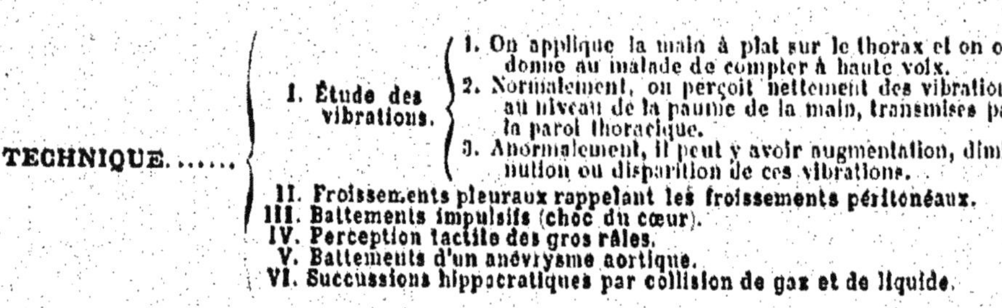

TECHNIQUE......

1° Mensuration totale ......
1. Passer un ruban métrique sous les aisselles et dont les deux bouts se rejoignent en avant, au niveau du sternum; le malade a les bras levés.
2. Le malade *en expiration*, on mesure les deux bouts du ruban rapprochés, puis on serre très fortement le ruban pour que la différence donne l'*élasticité pulmonaire* (3-10 centimètres en moyenne).

2° Mensuration partielle....
1. Mettre une extrémité du ruban dans la fossette xiphoïdienne (base de l'appendice).
2. Mettre l'autre sur un point apophysaire vertébral au même niveau.
3. Noter le chiffre obtenu.
4. Sans enlever le ruban, le dérouler, pour lui faire entourer l'autre moitié du thorax.
5. Pour avoir le chiffre représentant le second périmètre, défalquer le premier du total.

II. — MENSURATION DES DIAMÈTRES.

INSTRUMENTS... | Compas d'épaisseur.

TECHNIQUE......
1. Appliquer une des branches sur le rachis, au niveau de l'angle inférieur des omoplates.
2. Appliquer l'autre branche au centre de la gouttière sternale entre les deux mamelons, puis sur chacun d'eux.

RÉSULTATS...... L'accroissement du diamètre A. P. est proportionnel à la dilatation générale du thorax.

3. CYRTOMÈTRE DE WOILLEZ

INDICATIONS.....
1. Ampliation du thorax.
2. Rétrécissements.
3. Modification de l'élasticité pulmonaire.

INSTRUMENTS...
Cyrtomètre de Woillez.
1. Tige articulée de 2 en 2 centimètres à double frottement, s'appliquant par sa tranche et présentant dans sa longueur une ou deux articulations plus mobiles que les autres, qui permettent de retirer l'instrument appliqué sur une surface d'un pourtour plus étendu qu'un demi-cylindre, sans le déformer.
2. On peut encore se servir :.....
  1. D'un ruban de plomb flexible.
  2. D'une tige en baleine.

TECHNIQUE.......
1. Il faut procéder aux applications pendant l'expiration.
2. On applique successivement l'appareil sur chaque moitié du thorax.
3. On reporte la forme des courbes thoraciques sur le papier pour les étudier comparativement.

REMARQUE.......
1. Le côté droit est plus fort que le gauche d'un centimètre.
2. Nécessité de renouveler les examens.
3. Examiner le malade couché sur le dos et jamais après un repas copieux.
4. Marquer à l'encre les points de repère.

---

4. EXPLORATION DES MOUVEMENTS RESPIRATOIRES

DONNÉES PHYSIOLOGIQUES.........
Tous les individus ne respirent pas de la même façon.
De même qu'il y a plusieurs éléments qui interviennent dans cette fonction, de même il peut y avoir prédominance de l'un d'eux, d'où la classification qu'on a donnée de trois types respiratoires :.....
1. *Type costal supérieur*, où prédomine le jeu des premières côtes. C'est le *type féminin*.
2. *Type costal inférieur ou diaphragmatique*, où le jeu du diaphragme fait bomber l'épigastre. C'est le *type masculin*.
3. *Type costo-diaphragmatique*, où la poitrine se dilate le plus, transversalement. C'est le *type infantile*.

REMARQUE.......
1. Pour bien examiner les mouvements du thorax, il faut que le malade repose dans son lit en décubitus dorsal, la poitrine bien découverte, et qu'il respire sans effort naturellement.
2. Le nombre des respirations par minute est de 21 environ.

5. EXPLORATION DES MAMELLES

INDICATION.......
1. Elle est surtout précieuse dans les cas de tumeurs du sein, et en particulier de tumeurs néoplasiques.
2. Il faudra pour cela procéder à deux explorations :

TECHNIQUE.......

1° Exploration du sein lui-même...... La palpation doit toujours se faire à plat, car, en palpant latéralement, on risquerait de prendre la glande mammaire pour une tumeur. Elle donne en effet la sensation d'une tuméfaction dure et mobile, mais qui disparaît quand on palpe la glande appliquée sur le grand pectoral.

2° Exploration de l'aisselle. Il faut *toujours* la faire, pour y rechercher la présence des *ganglions*. Pour cela, on appliquera la pulpe des doigts *très haut* dans l'aisselle et *tout contre* la paroi thoracique.

---

6. PNEUMOMÉTRIE

INDICATION....... Recherche de la pression sous laquelle entre et sort l'air des poumons.

INSTRUMENTS... Manomètre dont une branche infléchie horizontalement communique avec un tube de caoutchouc muni d'une embouchure en corne à son extrémité libre.

TECHNIQUE.......
1. Le malade inspire et expire successivement dans l'embouchure, lèvres hermétiquement closes.
2. On note les variations de pression sur la branche graduée non fermée du manomètre.

RÉSULTATS....... Inspiration : 26 à 44 millimètres de Hg.
Expiration : 36 à 40 millimètres de Hg.

---

7. SPIROMÉTRIE

INDICATION....... Recherche de la quantité d'air qu'inspire et qu'expire un malade.

INSTRUMENTS... *Spiromètre d'Hutchinson..*
1. C'est un réservoir d'eau, où plonge une cloche de verre avec contrepoids et graduée en centimètres cubes.
2. Un long tube flexible pénètre à la partie inférieure du réservoir et vient s'ouvrir sous la cloche près du sommet.

TECHNIQUE.......
1. Le malade respire largement : il souffle par le tube le plus fort et le plus longtemps qu'il peut.
2. La cloche se soulève d'une quantité marquée par la graduation.

RÉSULTATS...... A l'état normal, cette capacité est de 2 à 4 litres d'air.

---

8. STÉTHOGRAPHIE

HISTORIQUE......
1. Marey.
2. Riegel.

INDICATIONS..... Étude de l'amplitude, de la forme et du rythme des mouvements respiratoires à l'aide d'appareils enregistreurs.

TECHNIQUE....... On applique sur la paroi une ampoule, dont les fluctuations se transmettent à un style enregistreur.

9. PONCTION PLEURALE

RÈGLE GÉNÉRALE.... { Ponctionner en *pleine matité*.

INSTRUMENTS... | Appareil de Potain-Dieulafoy (Voy. p. 20).

TECHNIQUE.......
1. Malade assis dans son lit, du côté opposé à la ponction et présentant son flanc.
2. Repérer le bord supérieur d'une côte au niveau de la matité.
3. Plonger perpendiculairement le trocart, quelquefois de 3 à 5 centimètres, au niveau du 7e ou 8e espace, sur la ligne axillaire.

---

10. PONCTION DU POUMON

HISTORIQUE..... | Zanoni (de Gênes).

INDICATIONS..... { Toutes les fois qu'il y a tuberculose pulmonaire avec associations microbiennes, c'est-à-dire quand au bacille de Koch s'adjoint le staphylocoque ou le streptocoque, qui en augmentent de beaucoup la gravité pronostique.

INSTRUMENTS... { Aiguilles de 7 à 8 centimètres de long d'un calibre pas trop petit, et soudées à des pipettes de verre qu'on met en communication avec une seringue de 50 centimètres, avec décharge d'air, pour renouveler l'aspiration.

TECHNIQUE......
1. Elle consiste surtout à nettoyer proprement la peau, car la méthode qui consiste à exciser la peau au point de la ponction n'est pas acceptée par beaucoup de malades.
2. On lavera donc la peau avec du savon et du sublimé, puis finalement avec de l'alcool et de l'eau stérilisée, pour éviter tout contact et toute pénétration de substances antiseptiques qui fausseraient les résultats.

LIEU DE LA PONCTION.... { Il faut la faire dans les limites du foyer tuberculeux, car on est ainsi plus certain d'obtenir les agents pathogènes spécifiques. On évite ainsi les parasites de la peau et des voies respiratoires supérieures, ainsi que ceux des grosses bronches et moyennes bronches, qui n'arrivent pas à la surface du poumon.

AVANTAGES...... { Les avantages sont toujours plus probants que par le simple examen du sang obtenu par piqûre d'un doigt ou d'une veine.

ACCIDENTS.......
1. L'aiguille peut tomber dans une partie stérile du poumon et alors le résultat est négatif.......... { On en est quitte pour recommencer, cette petite opération étant tout à fait bénigne.
2. Ponction d'une caverne superficielle... { On peut éviter cet accident par la percussion et l'auscultation. En outre, la nature et la quantité du liquide aspiré signalent l'erreur.

---

11. PONCTION DANS LE DIAGNOSTIC DU PNEUMOTHORAX

HISTORIQUE...... | Béclère (1809).

INDICATIONS..... Le meilleur signe du pneumothorax à soupape est l'hypertension de l'épanchement gazeux; or, la ponction de Béclère sert à constater si la pression intrapleurale est supérieure à la pression atmosphérique, et ce mode de diagnostic différentiel du pneumothorax ouvert, à soupape ou fermé, constitue en même temps par surcroît un mode de traitement.

INSTRUMENTS... Aiguille ordinaire à injections hypodermiques, reliée par un tuyau de caoutchouc à un tube de verre long de 15 centimètres et présentant un diamètre intérieur de 8-10 millimètres au moins. Ce tube de verre plonge verticalement dans l'eau d'un récipient (éprouvette); c'est un véritable manomètre.

TECHNIQUE......
1. Asepsie de la peau.
2. Désinfection de l'appareil.
3. Plonger l'aiguille dans un espace intercostal, en lui donnant autant que possible une direction oblique, pour détruire le parallélisme des différentes plaies faites aux plans successifs.
4. Enduire d'un corps gras tout le pourtour de l'aiguille au niveau de la peau.
5. Placer une pince à arrêt sur le tuyau de caoutchouc.

RÉSULTATS......

1° Pneumothorax à soupape..
1. Les gaz intrapleuraux soumis à une tension supérieure à la pression atmosphérique traversent tout l'appareil et donnent des bulles qui vont crever à la surface de l'eau. L'eau du tube de verre et de l'éprouvette sont au même niveau pendant la suspension des mouvements respiratoires.
2. L'expulsion d'air se renouvelle chaque fois que le malade tousse.

2° Pneumothorax ouvert.....
1. Quand on enlève la pince, l'eau conserve dans le tube de verre le même niveau que dans l'éprouvette.
2. Elle s'élève pendant l'inspiration.
3. Elle s'abaisse un peu pendant l'expiration.
4. Il faut que le malade en toussant fasse effort pour qu'il en sorte des bulles d'air.

3° Pneumothorax fermé......
1. Quand on enlève la pince, ou bien le niveau de l'eau dans le tube s'élèvera quelque peu, si toutefois la pression intrapleurale est inférieure à la pression atmosphérique, ou bien il demeurera stationnaire, comme dans le cas du pneumothorax ouvert, si la pression pleurale égale la pression atmosphérique.
2. Mais toujours, dans un effort de toux, il y aura expulsion de quelques bulles d'air à travers l'eau de l'éprouvette et le niveau de l'eau dans le tube après cette expulsion s'élèvera un peu plus haut qu'avant, parce que l'air chassé de la plèvre ne sera pas remplacé par l'air des bronches.

V. COLONNE VERTÉBRALE

1. EXPLORATION DE LA COLONNE VERTÉBRALE

TECHNIQUE.

1° Nécessité de faire fléchir la colonne vertébrale pour faire saillir les apophyses épineuses........

Les plus facilement explorables d'entre elles sont :....
1. L'axis.
2. La proéminente (7e cervicale)........ — La première est à 6 centimètres de la protubérance occipitale externe. La deuxième est à 16 centimètres de la protubérance occipitale externe.

2° Nécessité d'avoir des points de repère........
1. Mettre le sujet debout, dans la position du soldat reposant sans armes.
2. Ligne réunissant la partie interne des deux épines scapulaires : elle passe exactement au niveau de l'apophyse épineuse (sommet) de la 3e dorsale.
3. Ligne réunissant les angles inférieurs du scapulum : elle passe par l'apophyse épineuse de la 7e dorsale.
4. Ligne réunissant le sommet des crêtes iliaques : elle passe par l'apophyse épineuse de la 4e lombaire.

3° Méthode à suivre pour apprécier les déviations rachidiennes..
1er procédé.....
1. Marquer un point à chaque sommet d'apophyse épineuse.
2. Relier par une ligne tous les points ainsi obtenus.
2e procédé....... Frotter avec le pouce les saillies épineuses, d'où l'apparition d'une ligne rouge.

4° Exploration directe des différents segments de l'axe vertébral.

1. Colonne cervicale supérieure. — Toucher pharyngien (la voûte palatine prolongée rencontre le tubercule de l'arc antérieur de l'atlas) :
1er procédé.....
1. Se placer en face et à droite du malade assis.
2. Soutenir de la main gauche la région occipitale.
3. Introduire l'index d'un seul coup.
2e procédé de Demme. Introduire le doigt *entre les deux dernières molaires* pour aller le plus profondément possible.

2. Colonne cervicale inférieure..
1. En face du cartilage cricoïde, en avant du bord antérieur du sterno-cléido-mastoïdien, on sent l'apophyse transverse de la 6e cervicale ou tubercule de Chassaignac.
2. Le tubercule transverse de la 7e cervicale ne peut se sentir.

3. Colonne dorsale..... — Elle n'est pas explorable cliniquement. Néanmoins, l'auscultation de la région interscapulaire supérieure donnera des indications précieuses dans le cas d'adénopathie trachéo-bronchique.

4. Colonne lombaire...
1. Elle ne peut être explorée que chez les sujets maigres dont la paroi abdominale se déprime facilement.
2. En allant lentement et progressivement, on arrive à sentir les flancs des dernières vertèbres lombaires.

5. Colonne sacro-coccygienne. — Toucher rectal.

2. EXPLORATION DE LA COLONNE VERTÉBRALE D'UN POTTIQUE

IL Y A UNE GIBBOSITÉ......... — Le diagnostic s'impose et il n'y a qu'à le faire avec les déviations vertébrales en général.

IL N'Y A PAS DE GIBBOSITÉ...... — L'examen auquel on soumettra l'enfant revient à rechercher la *flexibilité* de la colonne vertébrale.

1° État sain....

1. Flexibilité en avant.......... — Quand on fait ramasser à un enfant de bonne constitution un objet déposé à terre, la colonne vertébrale très flexible se distend par ses ligaments postérieurs et décrit une longue courbe non douloureuse.

2. Flexibilité latérale........ —
1. Si l'on fait coucher un enfant sur le ventre et que, maintenant d'une main la région cervicale, on prenne les membres inférieurs en les portant successivement et tous deux en même temps à droite et à gauche, on voit la colonne vertébrale se dévier dans le même sens et sans douleur.
2. On se rend bien compte, à la simple inspection, de cette souplesse de la colonne vertébrale.

2° État malade..

Il est caractérisé par la perte de la souplesse vertébrale, par conséquent :..
1. Un enfant pour se pencher à terre se pliera *tout d'une pièce*, comme si la tige vertébrale était ankylosée (en réalité par contractures musculaires).
2. Il n'est plus possible en saisissant les jambes d'obtenir des convexités successivement à droite et à gauche de la colonne vertébrale.

REMARQUE ......
1. Dans le mal sous-occipital, on maintiendra les épaules fixées d'une main à la base du cou.
2. De l'autre main, on saisira la tête.
3. On lui imprimera des mouvements de rotation, lesquels sont assez étendus à l'état normal.

3. PONCTION LOMBAIRE EXPLORATRICE

HISTORIQUE......
1. Léonard Corning (New-York, 1885).
2. Quincke (1891).
3. Monod (François-Franck) (1892).
4. Sicard (1898).
5. Bier (1899).
6. Th. Tuffier (1899-1900).

INDICATIONS..... Soustraire une certaine quantité de liquide céphalo-rachidien, de façon à l'analyser, l'étudier et en tirer d'utiles renseignements pour le diagnostic des lésions encéphalo-médullaires, surtout pour le diagnostic des méningites (Netter).

INSTRUMENTS... Aiguille de 8 à 10 centimètres de long et d'un diamètre de un quart à un demi-millimètre, s'adaptant à l'embouchure d'une seringue de Pravaz.
On peut même se servir d'une vulgaire petite seringue de Pravaz.

SOINS PRÉOPÉRATOIRES....
1. Antisepsie de la peau par les procédés ordinaires.
2. Anesthésie locale du point à ponctionner avec du chloréthyle.

POSITION A DONNER AU MALADE...... On le fera mettre en *chien de fusil*, de façon à écarter *au maximum* les lames vertébro-lombaires.
On dispose ainsi de 1 centimètre et demi environ pour opérer.

POINTS DE REPÈRE..... On choisira surtout la région sacro-lombaire et l'on cherchera — c'est assez facile — les dépressions qui existent entre la 1re et la 5e vertèbre lombaire ou entre la 3e et la 4e.
On peut donner comme limites de la ponction...................
1. En haut : 3e lombaire.
2. En bas : 1re sacrée.

TECHNIQUE

1° Premier temps.. C'est la traversée des parties superficielles jusqu'à la colonne vertébrale, c'est-à-dire que l'aiguille perfore successivement : ....
1. Peau.
2. Tissu cellulaire sous-cutané.
3. Aponévrose lombaire.
4. Masse sacro-lombaire.
5. Aponévrose du transverse.
6. Muscle carré des lombes.

2° Deuxième temps. C'est la traversée de l'espace interlamellaire, comblé par les *ligaments jaunes*.
Or, pour cela, l'aiguille tenue entre le pouce et l'index de la main droite est poussée sans violence d'arrière en avant, de dehors en dedans et de bas en haut.

3° Troisième temps.
1. Pousser doucement l'aiguille un peu plus.
2. On verra bientôt apparaître à son orifice extérieur quelques gouttes de liquide céphalo-rachidien.

ACCIDENTS

1° Premier temps.. La blessure de gros troncs artériels ou nerveux n'est pas à craindre en réalité.

2° Deuxième temps.
1. L'aiguille vient buter sur l'os.
2. Il importe alors de ne pas chercher à contourner cet os, car on ébrécherait la pointe de l'aiguille.
3. On la retirera un peu pour replonger dans une direction meilleure.

3° Troisième temps.
1. L'aiguille, poussée un peu vivement, va buter droit contre la face postérieure des corps vertébraux.
On évitera ce petit accident en opérant avec douceur et lentement.
2. S'il sortait une ou plusieurs gouttes de sang pur, on en serait quitte pour enfoncer un peu plus l'aiguille : c'est qu'on aurait perforé une des veines des si riches plexus veineux intrarachidiens.
3. Enfin, le malade peut éprouver quelques douleurs dans les jambes, qui sont dues à la perforation d'un des nombreux filets nerveux de la queue de cheval.

PONCTION BLANCHE........ Elle résulte : ....
1. D'une anomalie vertébro-médullaire.
2. D'une fausse route de l'aiguille.
3. D'une occlusion de l'aiguille par un caillot sanguin

4. RECHERCHE DES RÉFLEXES COMME MOYEN DE DIAGNOSTIC

DÉFINITION — On entend par *contraction réflexe* la contraction d'un muscle ou d'un groupe de muscles, à la suite de l'excitation cutanée de certaines régions.

INDICATIONS — La présence ou l'absence des réflexes a une grande importance dans le diagnostic des affections nerveuses, et il importe de savoir comment on les obtient.

INSTRUMENTS — Marteau percuteur.

Variétés :
1. Marteau percuteur de Trousseau.
2. Marteau avec disque de métal entouré de caoutchouc.
3. Marteau en cuir de Oldfield.
4. Marteau de Déjerine.

On peut d'ailleurs se servir du bord cubital de la main ou pincer la peau avec l'ongle, quand on n'a pas de marteau à sa disposition.

TECHNIQUE.

1° Réflexes tendineux

1. Réflexe rotulien —
1. On fera asseoir le malade sur son lit, les jambes pendantes et en lui ordonnant de ne pas les raidir, de les laisser *comme mortes*. Un coup sec donné sur le tendon rotulien déterminera l'ascension brusque de la pointe du pied si les réflexes sont conservés. Son absence ou son exagération est en rapport avec des maladies de l'axe médullaire.
2. Si le malade ne peut s'asseoir, on soulèvera sa jambe à angle droit, au-dessus du lit, et la faisant reposer *morte* sur un de ses avant-bras, et l'on percutera comme précédemment.

2. Réflexe olécranien — On percutera le point d'attache olécranien du triceps pour obtenir des renseignements sur les extenseurs des doigts.

3. Réflexe massétérin — Faire ouvrir légèrement la bouche, et tenir une planchette placée sur l'arcade alvéolaire inférieure. Une percussion sur elle déterminera le réflexe.

2° Réflexes cutanés

1. Réflexe abdominal — Obtenu par une excitation quelconque au niveau de la peau de l'abdomen (chiquenaude, pincement).

2. Réflexe crémastérien — La contraction du dartos s'obtient par le chatouillement de la face interne de la cuisse.

3. Réflexe plantaire — On frotte avec la pointe d'une épingle ou d'une aiguille le bord externe et la face plantaire du pied : on obtiendra des mouvements du gros orteil.

3° Réflexes vaso-moteurs — C'est le phénomène de la *raie méningitique*, obtenue en frottant de l'ongle la peau de l'abdomen dans les deux sens vertical et transversal.

4° Réflexes sensoriels

1. Réflexe oculaire à la lumière —
1. On fait fixer aux deux yeux un point fixe à l'infini, puis on approche *brusquement* de chaque œil un foyer lumineux : or, il n'y a pas de réflexe sur l'œil malade, qui reste grand ouvert.
2. On peut encore faire fixer un objet éloigné, puis ouvrir et fermer chaque œil en examinant *l'œil dont on ne meut pas la paupière* : la pupille doit s'élargir quand l'autre est cachée et se rétrécir quand l'autre est éclairée.

2. Réflexe à l'accommodation — Faire fixer un objet alternativement très loin et très près : On doit voir la pupille immédiatement réagir.

3. Réflexe pupillo-orbiculaire de Westphall — On ordonne au malade de fermer les yeux tout en s'opposant à ce mouvement ; or la pupille qui se contracte revient à ses dimensions premières à la fin de la contraction de l'orbiculaire. C'est un bon signe chez les tabétiques et les paralytiques généraux.

VI. — ABDOMEN

1. DÉPARTEMENTS DE LA PAROI ABDOMINALE ANTÉRIEURE

DIVISION
- Il est nécessaire de se repérer et d'établir certaines limites pour localiser les tumeurs ou les organes de l'abdomen.
- Voici la division conventionnelle qui est unanimement adoptée :
- On divise l'abdomen en neuf régions, respectivement délimitées par quatre lignes, dont deux sont verticales et deux horizontales.

DEUX VERTICALES — Elles sont élevées perpendiculairement sur la moitié de l'arcade crurale de chaque côté.

DEUX HORIZONTALES — Elles réunissent :
1. La supérieure : Les bords inférieurs les plus déclives des 10ᵉˢ côtes.
2. L'inférieure... Les deux épines iliaques antéro-supérieures.

TROIS RÉGIONS MÉDIANES — Ainsi délimitées (en allant de haut en bas)... :
1. La région épigastrique.
2. La région ombilicale.
3. La région hypogastrique.

TROIS RÉGIONS LATÉRALES — Ce sont (en allant de haut en bas) :
1. Les hypocondres.
2. Les flancs.
3. Les fosses iliaques.

REMARQUE
- De toutes, c'est la région ombilicale qui est la plus grande ;
- La région de la fosse iliaque qui est la plus petite.

2. MOYENS D'EXPLORATION DE L'ABDOMEN

MISE EN POSITION DE LA MALADE
1. Situation couchée dans le décubitus dorsal.
2. Position élevée du bassin ; pour ce faire, dire à la malade de placer ses poings sous ses reins (à l'origine des fesses).
3. Jambes *très* écartées et fléchies à 45° ou 90°, suivant les besoins de l'exploration.
4. Tête plutôt basse : on fera donc enlever l'oreiller.
5. Obtenir une grande souplesse du ventre ; pour cela, on ordonne à la malade de garder la bouche ouverte, de ne pas se contracter et de respirer librement, doucement, sans craindre aucune manœuvre intempestive.

INSPECTION — L'inspection de la paroi abdominale est très importante. Elle montre :...
1. Si le ventre est ballonné ou rétracté.
2. S'il existe des taches pigmentaires.
3. S'il y a des vergetures (signes d'accouchements antérieurs).
4. S'il y a une ligne brune (signe de gravidité).
5. S'il y a tumeur intra-abdominale (latérale ou médiane).
6. S'il y a des ondulations révélatrices de certaines tumeurs (sténose du pylore).
7. S'il y a une tumeur externe (hernie).
8. S'il y a eu une opération antérieure (cicatrice).
9. S'il y a eu phlegmasie péritonéale antérieure (par les traces que laissent les applications de sangsues).
10. S'il y a eu enfin applications de cataplasmes ou de vésicatoires.

REMARQUE — Les battements épigastriques, qu'on observe presque toujours en regardant la malade à *jour frisant*, sont dûs aux pulsations systoliques de l'artère-aorte transmises à la paroi par les organes sus-jacents.

PALPATION ABDOMINALE....

Elle se fera d'abord avec une seule main, puis avec les deux mains, du sternum au pubis; on commencera seulement par effleurer la peau. Elle devra être douce, prudente et raisonnée..........

1° Douce........ Pour éviter toute contraction de la paroi abdominale, toute douleur dans le cas d'inflammation péritonéale, et l'on aura soin en hiver de réchauffer ses mains pour éviter à la malade les ennuis d'une application froide sur une région aussi sensible.

2° Prudente.... Pour éviter comme il en existe un certain nombre de cas, la rupture de collections intrapéritonéales. Le fait a été surtout signalé dans le cas d'abcès appendiculaire.

3° Raisonnée...
1. Pour arriver le plus sûrement au diagnostic.
2. Pour cela, on commencera d'abord par appliquer les mains sur l'abdomen en effleurant le ventre, sans pression, et ce n'est que petit à petit qu'on arrivera à déprimer la paroi, quelquefois profondément chez certaines personnes.
3. Il n'est pas rare chez les sujets amaigris de percevoir ainsi la colonne vertébrale.
4. Enfin, on ira progressivement des régions sus-ombilicales au pubis pour arriver au diagnostic de localisation.
5. Il va sans dire que cette palpation abdominale sera surtout difficile chez les femmes grasses ou les individus atteints de ventre tendu ou ballonné par une cause morbide quelconque.

Remarque...... La chaleur de la peau, constatée avec le dos de la main, est en faveur d'une élévation de température qui peut éclairer le diagnostic.

Méthode de Hartmann. Elle consiste dans l'exploration de l'abdomen, faite le malade étant en position inclinée de Trendelenburg (p. 82).
Hartmann fait remarquer à ce sujet que les tumeurs, nées des parties supérieures de l'abdomen et tombées dans le bassin, tendent dans cette position à remonter et à retourner à leur lieu d'origine.

PERCUSSION.....

Suivant qu'il y a matité ou sonorité, on pensera à l'existence d'une tumeur dure ou liquide.

C'est ainsi qu'on arrivera à déterminer le volume de certains estomacs qui, dans les cas de grande dilatation, descendent quelquefois très bas, en donnant de la sonorité jusqu'au pubis.

De même dans le cas d'ascite ou d'épanchement séreux intra-abdominal, les flancs distendus et aplatis donneront de la matité. (Nous rappelons que, tandis que dans l'ascite la ligne de matité est courbe à *concavité* supérieure, dans le kyste de l'ovaire, au contraire, elle est courbe à *concavité* supérieure).

AUSCULTATION..

1° Elle peut se faire ?........
1. Soit *directement* par application de l'oreille sur l'abdomen.
2. Soit *indirectement* par application du stéthoscope.

2° Elle est à recommander surtout dans les modes d'exploration *obstétricaux*; à l'occasion, elle peut fournir des renseignements en chirurgie : ainsi, dans les kystes de l'ovaire, on peut entendre au niveau du pédicule un bruit systolique ondulatoire.

Remarque...... Il sera bon, dans certaines tumeurs de l'abdomen postérieur (reins), de faire en même temps l'exploration abdomino-lombaire.

3. LAPAROTOMIE EXPLORATRICE

HISTORIQUE... — Elle date de l'avènement des méthodes antiseptiques, c'est-à-dire du jour où les moyens mis à notre disposition pour combattre l'infection ont été assez puissants pour abaisser la mortalité à une quantité négligeable.

INDICATIONS...

1. Toutes les fois que la plus grande obscurité règne sur un diagnostic de tumeur de l'abdomen, et qu'il y a intérêt, pour la malade, à arriver à la certitude de ce diagnostic.
2. Elle doit donc être regardée comme une nécessité de la clinique chirurgicale journalière, au même titre que la ponction exploratrice.

INSTRUMENTS...

1. Bistouri ordinaire.
2. Cependant, en l'absence de bistouri, on pourrait très bien faire une laparotomie avec des ciseaux, surtout dans les cas où une incision grande n'est pas à faire, et où il s'agit simplement de faire une *boutonnière* abdominale.

TECHNIQUE

A. Mise en position.......

1. Autant que possible, la malade devra être mise en *position de Trendelenburg*, c'est-à-dire en position inclinée, tête basse.
2. Dans les services ordinaires de chirurgie, il existe des tables mobiles auxquelles on peut donner le degré d'inclinaison voulue.
3. Dans les cas urgents où on ne pourrait disposer de ce plan, à la campagne par exemple, il suffirait de prendre une table dont on exhausserait les pieds de devant avec des cales, et on disposerait sous les reins de la malade une série d'oreillers superposés qui surélèveraient le tronc.

B. Modus faciendi.

1. On incisera l'abdomen suivant l'endroit commandé par la tumeur ou la douleur.
2. C'est-à-dire que la laparotomie pourra être :

   1. Médiane :
      1. Sus-ombilicale.
      2. Sous-ombilicale.
   2. Latérale :
      1. Verticale (en rapport avec le bord externe des muscles droits).
      2. Oblique (surtout au niveau des fosses iliaques, où l'incision est parallèle à l'arcade crurale).

AVANTAGES... — Cette simple ouverture de l'abdomen, dans les cas urgents où la malade ne pourrait supporter une anesthésie quelconque, chloroforme ou éther, peut être exécutée à la cocaïne ou même au chloréthyle.

ACCIDENTS....

1. Il faut faire attention quand, après incision de la peau et du tissu cellulo-graisseux sous-cutané, on tombe sur le feuillet pariétal du péritoine, car souvent l'intestin est à *fleur de séreuse*, et un coup maladroit de bistouri ou de ciseaux pourrait avoir les plus graves dangers. Il faut donc soulever délicatement le péritoine et s'assurer, en le roulant entre le pouce et l'index, qu'il n'y a rien d'intercalé entre les deux feuillets séreux ; on fait alors une boutonnière latérale. Il sera bon d'avoir à sa disposition plusieurs (deux au minimum) pinces hémostatiques, pour saisir les deux lèvres de l'incision, les éverser, et voir mieux dans l'intérieur du ventre.
2. Dans le cas d'incision sous-ombilicale basse, il faudra bien s'inquiéter de savoir si la malade a été sondée, pour ne pas ouvrir maladroitement la vessie.
3. Dans le cas où la vessie ou l'intestin auraient été ouverts, on en serait quitte pour les suturer au catgut (no 1 ou 2).

REMARQUE.... — Après laparotomie, on pourra ou laisser un drain pour faciliter l'écoulement de liquide, ou fermer *per primam* ; dans ce dernier cas, il sera bon, une fois le diagnostic posé, de suturer la paroi en trois plans :

1. Péritonéal (en surjet).
2. Musculaire (en surjet).
3. Cutané (par crins de Florence séparés).

Pour éviter une éventration secondaire.

4. EXAMEN D'UN MALADE DANS LA POSITION DÉCLIVE OU POSITION INCLINÉE DU BASSIN DE TRENDELENBURG

HISTORIQUE (Desfosses)......
- Ambroise Paré, 1685.
- Jean Scultet, 1675.
- Freund, 1880.
- Trendelenburg, 1885.

INDICATIONS.....

Toutes les fois qu'on hésite dans les diagnostics abdomino-pelviens...... : Ainsi : une tumeur de la rate viendra en position inclinée se mettre dans l'hypocondre gauche; une tumeur du rein viendra prendre le contact lombaire; c'est là en effet (Hartmann) que l'organe déplacé revient à son point de départ quand on place la malade dans cette position; le mode d'examen est utile également dans les maladies de l'utérus et des annexes (Jayle).

TECHNIQUE......

1° A l'hôpital...
1. On dispose d'une table spéciale permettant la flexion à 15°, le plan incliné reposant par ses deux bouts soit sur la table elle-même, soit sur un banc.
2. Un système à crémaillère permet, si besoin est, de l'incliner plus ou moins.

2° D'urgence (Lejars)......
1. On pourra superposer en plan incliné sous les reins du malade et sous les cuisses une série de coussins, oreillers, draps pliés.
2. Un aide pourra également soulever les jambes du malade et placer les genoux pliés sur ses épaules, l'extrémité supérieure du corps reposant sur une table.

MODE D'EXAMEN....
1. On pourra, pour examiner l'abdomen ou le bassin, se mettre entre les jambes du malade.
2. S'il s'agit d'une exploration des parties supérieures de l'abdomen, se mettre sur l'un des côtés, à droite ou à gauche.
3. Palper de haut en bas, du bassin vers le diaphragme.

---

5. DIVERS MODES DE PALPATION ABDOMINALE
(Pr Félix Guyon)

I. — PALPATION CHIRURGICALE DE L'ABDOMEN

TECHNIQUE

1° Palpation par pression ...... : Utilisée dans la palpation des régions profondes. On utilisera surtout pour l'exploration de l'abdomen ce que le professeur Guyon nomme *palpation en mesure*, qui utilise les temps de la respiration, et à laquelle on joint la *main de renfort* qui, épargne la force.

2° Palpation par pincement..... : Plus rarement employée.

3° Palpation par glissement.

4° Palpation par frôlement...... : Pratiquée avec la pulpe des doigts.

II. — PALPATION OBSTÉTRICALE DE L'ABDOMEN.

La palpation a une importance capitale dans les diagnostics obstétricaux.

Il faut apprendre « à bien sentir avec les mains, avec les doigts, avec les instruments qui les prolongent ».

---

6. EXPLORATION MANUELLE DE LA FOSSE ILIAQUE

TECHNIQUE.

Pour explorer la fosse iliaque et les organes qu'elle renferme (cæcum et appendice à droite, S iliaque à gauche), on procédera de la manière suivante : ....

1. Le malade est couché dans le décubitus dorsal, siège élevé et bas dans son lit, les bras restant loin du corps et respirant librement et lentement.
2. Les deux mains viennent d'abord effleurer la fosse iliaque tout en dehors, là où la paroi rencontre la crête iliaque antérieure.
3. Elles sont placées toutes deux angulairement à sommet supéro-interne.
Puis elles dépriment lentement la paroi à ce niveau.
Petit à petit, elles se rapprochent de la ligne médiane en faisant jouer successivement les pulpes des doigts, à plat sur le ventre, de dehors en dedans et de dedans en dehors.
On arrive alors, chez les sujets maigres, à bien sentir : ....

1. La colonne lombaire directement en dedans.
2. La circonférence du détroit supérieur en bas et en dedans.
3. Le cæcum sous forme de gros boudin roulant dans la fosse iliaque.
4. L'appendice, quand il affecte une position externe ou interne descendante, *pelvienne*. Dans ce dernier cas, on sent un petit corps arrondi, de la grosseur du petit doigt, roulant sous le doigt explorateur et descendant dans le petit bassin. Il est certain qu'on ne pourrait le sentir s'il affectait une position rétro-cæcale, ascendante, sous-hépatique.
5. Les tuméfactions d'origine ganglionnaire.
6. Les empâtements de vieilles appendicites refroidies.

---

7. EXAMEN DU CANAL INGUINAL DANS LE CAS DE HERNIE

INSPECTION....

1. A la simple inspection, on peut distinguer une hernie inguinale d'une tumeur scroto-testiculaire (hydrocèle, orchite). Dans ce dernier cas, en effet, la tumeur est basse, *au fond des bourses.*
2. Dans la hernie inguinale, la *tumeur est haute*, inguinale.
3. Dans la hernie crurale, la tumeur est au-dessous du pli de l'aine, très rapprochée des bourses.

PALPATION.

Dans le cas de hernie inguinale, il faut introduire son doigt dans le canal inguinal de la façon suivante :

La pulpe de l'index cherche d'abord à pénétrer à 2 centimètres au-dessous environ, en se coiffant de la peau de la racine des bourses, puis se dirige obliquement, lentement et doucement, vers le canal inguinal, où l'on peut remonter jusqu'à l'orifice interne. On a alors deux sensations bien distinctes : ....

1. L'une provoquée.
2. L'autre spontanée.

1re sensation...

1. Le doigt pénètre tout à son bout dans l'anneau inguinal *interne* qu'il peut ainsi facilement explorer.
2. Alors que normalement il ne peut le franchir parce qu'il est trop petit, pathologiquement il y entre facilement, et peut ainsi remonter jusque dans le ventre, dans un anneau où l'on pourrait mettre le pouce.

2e sensation ...

1. Le doigt dans cette position, on fait tousser le malade.
2. On sent alors un choc au niveau de la pulpe dans le cas de pointe de hernie simple ; dans les cas plus graves de grosses hernies, les organes (épiploon, intestins) débordent le doigt, se précipitent dans le canal inguinal et tombent dans les bourses.

VII. — TUBE DIGESTIF ET SES ANNEXES

I. — ESTOMAC

1. BRUIT DE CLAPOTAGE

HISTORIQUE — 1. Chomel (1857) le découvre.
2. Bouchard (1884) l'étudie tout spécialement.

DIVISION — Il y a un clapotage : 1. Normal. 2. Pathologique.

INDICATIONS — Ce signe est en faveur d'une myosthénie (atonie de la paroi gastrique) ou d'une *dilatation de l'estomac*, par conséquent de rétention gastrique (lésions pyloriques).

TECHNIQUE —
1. Faire relâcher la paroi abdominale.
2. Imprimer sur la paroi de petites succussions brusques et répétées : 1. Avec l'extrémité des doigts. 2. Plus rarement, avec le bord cubital de la main.
3. Aller toujours de la périphérie au centre, comme dans la percussion méthodique, pour marquer les limites de l'organe ectasié.
4. Marquer, si besoin est, la ligne obtenue au crayon dermographique.
5. Commencer par délimiter la grande courbure, puis la petite courbure.

RÉSULTATS —
1. Le bruit de clapotage peut être perçu deux heures après un repas copieux.
2. *A jeun, ce signe est extrêmement précieux pour le diagnostic de rétrécissement pylorique.*

DIAGNOSTIC DIFFÉRENTIEL —

Distinction du clapotage normal et pathologique.. — Le clapotage normal n'est jamais perçu au-dessous d'une ligne allant de l'ombilic au point le plus rapproché du rebord costal du côté gauche.

Distinction du clapotage stomacal et du gargouillement intestinal.. —
1. Le bruit de clapotage est un bruit résultant du choc des éléments liquides et gazeux.
2. Le gargouillement est produit par éclatement de bulles d'air se déplaçant à travers une couche de liquide.
3. D'ailleurs, l'insufflation de l'estomac fait disparaître le clapotage.

VARIÉTÉS DU BRUIT DE SUCCUSSION —
1. Pour l'obtenir, on agira comme dans les cas de pneumothorax, c'est-à-dire qu'on saisira fortement le thorax des deux mains par les parties latérales en secouant le sujet d'une façon brusque et saccadée et en prêtant l'oreille près de l'estomac.
2. On obtiendra alors un bruit hydro-aérique caractéristique.

2. AUSCULTATION DE L'ESTOMAC

LIEU D'ÉLECTION.. { 1. Région épigastrique (appendice xiphoïde).
2. Région dorsale, le plus souvent (11e vertèbre dorsale).
INSTRUMENTS...... | Stéthoscope.. | Ou auscultation *directe* avec l'oreille.

I. — BRUITS PRÉMONITOIRES OU DE DÉGLUTITION.

TECHNIQUE....... | Faire avaler au malade sa salive ou une gorgée de liquide.

RÉSULTATS.

1° État normal.....
- 1er bruit ou bruit en jet.. { Le liquide est chassé dans l'œsophage.
- 2e bruit........ {
  1. Bruit sonore, ressemblant au râle humide à grosses bulles : le liquide *franchit le cardia* et passe dans l'estomac.
  2. S'il manque, c'est que le cardia relâché laisse *directement* passer des liquides.

2° État pathologique {
1. Le deuxième bruit est très retardé.
2. Le retard monte à 60 secondes, dans la sténose du cardia.

II. — BRUITS STOMACAUX PROPRES.

ÉRUCTATION..... | Ou projection hors de la bouche de gaz stomacaux.
GARGOUILLE-MENT........ } Dû au passage de liquide et de gaz à travers le pylore.
GLOUGLOU........ } Même phénomène, mais provoqué par les contractions des muscles respiratoires ou abdominaux.
BRUIT DE SUCCUSSION.. } Comparable à celui d'une bouteille à moitié pleine d'eau qu'on agite.

---

3. MÉTHODE DES REPAS DITS « D'ÉPREUVE »

DÉFINITION....... { On entend par repas d'épreuve un repas déterminé *quantitativement* et *qualitativement*, destiné à provoquer la sécrétion gastrique *dans un but de diagnostic.*

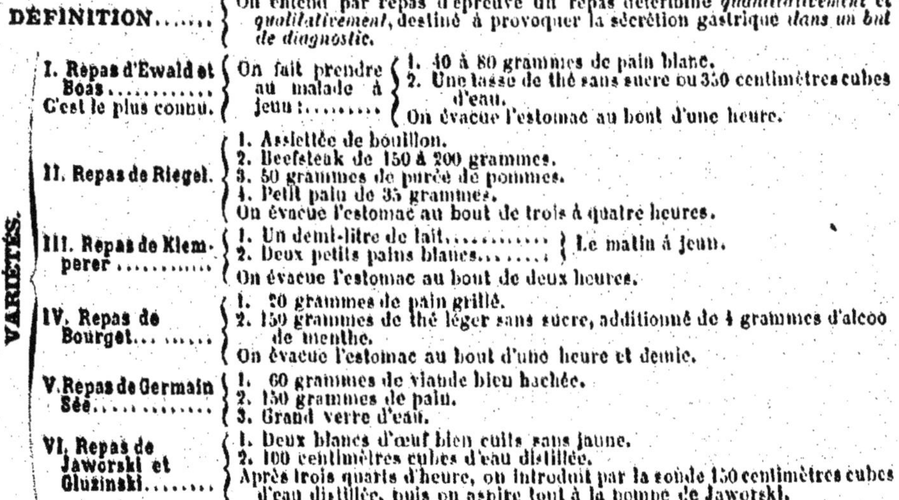

VARIÉTÉS.

I. Repas d'Ewald et Boas............ C'est le plus connu. { On fait prendre au malade à jeun :.........
1. 40 à 80 grammes de pain blanc.
2. Une tasse de thé sans sucre ou 350 centimètres cubes d'eau.
On évacue l'estomac au bout d'une heure.

II. Repas de Riegel.
1. Assiettée de bouillon.
2. Beefsteak de 150 à 200 grammes.
3. 50 grammes de purée de pommes.
4. Petit pain de 35 grammes.
On évacue l'estomac au bout de trois à quatre heures.

III. Repas de Klemperer ....
1. Un demi-litre de lait............ } Le matin à jeun.
2. Deux petits pains blancs........
On évacue l'estomac au bout de deux heures.

IV. Repas de Bourget...........
1. 20 grammes de pain grillé.
2. 150 grammes de thé léger sans sucre, additionné de 4 grammes d'alcool de menthe.
On évacue l'estomac au bout d'une heure et demie.

V. Repas de Germain Sée...........
1. 60 grammes de viande bleu hachée.
2. 150 grammes de pain.
3. Grand verre d'eau.

VI. Repas de Jaworski et Gluzinski........
1. Deux blancs d'œuf bien cuits sans jaune.
2. 100 centimètres cubes d'eau distillée.
Après trois quarts d'heure, on introduit par la sonde 150 centimètres cubes d'eau distillée, puis on aspire tout à la pompe de Jaworski.

4. MÉTHODES D'EXAMEN DE LA MOTILITÉ DE L'ESTOMAC
(Fraenkel)

VARIÉTÉS.

I. Procédé de Leube. C'est le plus simple et le plus connu.. — On donne un repas d'épreuve :
1. 400 grammes de bouillon.
2. 200 grammes de beefsteak.
3. 100 grammes de pain.
4. 200 centimètres cubes d'eau.

Si au bout de sept heures on ne ramène rien avec la sonde, même après avoir lavé deux fois l'estomac, c'est que *la force motrice est normale.*

II. Procédé de Klemperer...... — Basé sur la proportion des graisses ingérées ayant passé dans un temps donné de l'estomac dans l'intestin.

III. Procédé de Mathieu-Hallot.

IV. Procédé de Ewald-Sievers... — Basé sur l'emploi du salol et le moment d'apparition dans l'urine de l'acide salicylique.

V. Procédé de Fleischer......... — Absorption d'iodoforme en capsule et recherche de l'apparition de la réaction iodée dans la salive ou l'urine.

VI. Procédé de Goldschmidt.

VII. Procédé de Serenten et Brandeburg.......... — On détermine la quantité du résidu stomacal par des dosages comparés de l'azote total.

VIII. Procédé de Sahli............ — Par l'emploi de formaline durcie.

IX. Procédé de Winkler et Stern. — Emploi de l'iodipine.

X. Procédé de Strauss........... —
1. Épreuve de fermentation.
2. Épreuve dite des raisins de Corinthe.

---

5. MÉTHODE DE RECHERCHE DES GAZ DE L'ESTOMAC

I. — ÉPREUVE DE FERMENTATION.

TECHNIQUE...... *Procédé de Mac-Nought....... —*
1. On sonde l'estomac quatre heures après le repas.
2. On recueille son contenu dans un flacon qui communique avec une éprouvette plongeant sur une cuve à mercure.

AVANTAGES...... C'est le procédé le plus *clinique*, car il peut être fait *in vitro.*

II. — ÉPREUVE DU RECUEIL DES GAZ.

INSTRUMENTS... On se sert de l'appareil de Hoppe-Seyler, dont voici le dispositif :

Flacon de Wolff à 3 tubulures :
1. Une centrale avec tube pour recueillir les gaz dans un vase spécial.
2. Une latérale reliée à la sonde stomacale.
3. La troisième est reliée à un entonnoir.

TECHNIQUE......
1. Retourner le flacon au-dessus du niveau de la bouche du malade.
2. Introduction de la sonde dans l'estomac.
3. Abaisser l'entonnoir : le contenu gastrique passe dans le flacon et y circule.

6. CATHÉTÉRISME DE L'ESTOMAC (Fraenkel)

HISTORIQUE
1. Kussmaul (1869).
2. Leube (1871).
3. Ewald (1875).
4. Faucher (1882).

INDICATIONS
On emploiera le cathétérisme, toutes les fois qu'il y aura doute sur l'existence d'une lésion stomacale ou sur la nature d'une tumeur de cet organe.

CONTRE-INDICATIONS

1° Maladies du système circulatoire
1. Hémorragies.
2. Anévrysmes aortiques.
3. Lésions valvulaires avec asystolie.
4. Artério-sclérose.

2° Maladies du système respiratoire
1. Phtisie pulmonaire.
2. Pleurésie avec épanchement.
3. Dilatation des bronches.
4. Emphysème.

3° Toutes les maladies fébriles.
4° Toutes les cachexies.
5° Grossesse.

6° Tube digestif.
1. Cancer.
2. Ulcus simplex de Cruveilhier.
3. Affections stomacales à diagnostic certain.

INSTRUMENTS

1° Bougies œsophagiennes.

2° Sondes molles.

Ce sont de grosses sondes de Nélatou, dont le type est le *tube rouge de Faucher* (Th. de Paris, 1882), mais, en chirurgie d'urgence, on pourrait prendre le premier tube retenu, par exemple un tuyau de gaz ordinaire.

Variétés
1. Tube de Debove.
2. Tube de Frémont.

Longueur du tube : 75 à 100 centimètres.

Dimensions
Diamètre extérieur : 12 millimètres
Diamètre intérieur : 6 à 7 millimètres
Pour les adultes.

Remarque : Pour que le tube ne s'altère pas rapidement, il faut après chaque examen le tremper dans une solution borique, puis dans de l'eau chaude pendant cinq à dix minutes : entre temps, le suspendre à l'air.

Mode de stérilisation : Laisser le tube dix minutes dans la vapeur d'eau : appareil très simple de Kutner.

TECHNIQUE

1° Préliminaires
1. Prévenir le malade que l'opération est très simple et non douloureuse.
2. Cocaïniser l'arrière-gorge dans des cas rares de sensibilité trop grande.
3. S'assurer que le malade n'est pas porteur d'anévrysme de l'aorte.

2° Modus faciendi
Le malade sera assis, la tête bien droite, et la langue tirée ; on lui ordonne de respirer largement.
Le tube est mouillé ou vaseliné ; on le prend entre les trois premiers doigts de la main droite et on le fait cheminer graduellement par un mouvement des doigts d'avant en arrière et d'arrière en avant.
L'œsophage se péristaltise et le tube descend bientôt de lui-même.

Puis, de deux choses l'une :
1. On vide l'estomac dans un but d'examen diagnostique.
2. On y introduit des substances étrangères.

RÉSULTATS
1. Diagnostic d'un rétrécissement ou d'un spasme œsophagien.
2. Détermination de la grande courbure par l'examen combiné du cathétérisme et du palper abdominal.
3. Introduction de tubes pour l'emploi des rayons X.
4. Étude du chimisme stomacal et de la motilité de l'estomac.

ACCIDENTS

1° Accidents graves
1. Perforation d'un œsophage néoplasique.
2. Rupture d'un anévrysme.
3. Hémorragie.
4. Broncho-pneumonie.
5. Gangrène du poumon.

2° Accidents bénins
1. Pénétration de la sonde dans le larynx.
2. Rejet du tube dans la bouche.
3. Tube bouché.
Il faut faire enlever, par mesure de précaution, le ratelier que les malades peuvent porter.

7. MÉTHODE D'EXTRACTION DU CONTENU DE L'ESTOMAC

MÉTHODE D'ASPIRATION....
1. Avec l'appareil Potain.
2. Avec la poire de Politzer.
Un flacon à deux tubulures communique d'une part avec le tube de Faucher et d'autre part avec la pompe.

MÉTHODE D'EXPRESSION OU DU SIPHON....
Le tube est introduit dans l'estomac et par l'entonnoir on y verse l'eau pour diluer les matières; en baissant l'entonnoir et en ordonnant au malade de tousser, le contenu stomacal s'échappe.
C'est le principe des vases communicants.

REMARQUE........
On ne craindra pas dans certains cas, et si l'utilité s'en fait sentir, de faire la compression manuelle de l'hypogastre.

---

8. INSUFFLATION STOMACALE

HISTORIQUE......
1. Runeberg.
2. S. Fenwick (1868).
3. Jaworski (1881).
4. Frerichs et Maunkopf (Allemagne).

INDICATIONS.....
1. État du sphincter pylorique.
2. Dilatation de l'estomac.
3. Estomac biloculaire.
4. Recherche de sa situation, forme et grandeur.

INSTRUMENTS...
1° Sonde molle rouge de Nélaton... | D'un calibre moyen (11 millimètres en moyenne), mais on peut se servir de n'importe quel autre tube de caoutchouc.
2° Poire de Richardson. | Mais on peut encore faire l'insufflation directe avec la bouche sans aucun appareil (Bouveret-Roux). Nous ne parlons pas à dessein de l'appareil de Jaworski, car, bien qu'excellent, il ne peut être très pratique.

TECHNIQUE......
1. Le malade est sur une chaise, la tête légèrement inclinée en avant et on lui conseille de mâchonner lui-même le tube pour lui faire franchir facilement le larynx, seul temps difficile.
2. Maintenir le tube au niveau de la bouche.
3. Mettre en action la poire de Richardson.
4. Arrêter l'insufflation dès que le malade éprouve une sensation de tension stomacale.
5. Fermer l'orifice supérieur du tube pour conserver le volume de l'estomac.
6. Quand tout est terminé, comprimer la paroi abdominale au niveau de l'estomac, avant de retirer le tube pour en chasser tout l'air.

DIFFÉRENTS PROCÉDÉS........
1° Insufflation avec l'air atmosphérique. | On procède de Runeberg (1884), dans lequel on doit préalablement faire le cathétérisme de l'estomac. On peut faire l'insufflation directement … e le tube Faucher, ou en employant le double ballon de Richardson.

2° Insufflation avec l'acide carbonique... | On a recours aux poudres effervescentes. | 1. Soit faibles (1-2 gr.). 2. Soit fortes (5-6 gr.).
1° Procédé de Fenwick.. | 1-2 grammes d'acide tartrique dissous dans un demi-verre d'eau et autant de bicarbonate de soude délayé dans une égale quantité d'eau.
2° Procédé d'Ebstein-Ziemssen..... | 5 à 6 grammes d'acide tartrique et 6-7 grammes de bicarbonate de soude.

ACCIDENTS........
1. Si la muqueuse du pharynx est trop sensible, la cocaïniser.
2. Spasme œsophagien.
3. Rétrécissement au niveau du cardia.
4. Fausses manœuvres : introduction dans les voies respiratoires.
5. Introduction d'une grande quantité d'air : en laisser sortir un peu par la sonde.
6. Ne jamais faire l'insufflation s'il y a cancer ou ulcère.

9. MÉTHODE DE DÉTERMINATION DES TUMEURS
APRÈS INSUFFLATION DE L'ESTOMAC ET DU GROS INTESTIN
(Boas et Schiff)

TUMEURS		APRÈS INSUFFLATION DE L'ESTOMAC	APRÈS INSUFFLATION DE L'INTESTIN
1º De l'estomac.	1. du pylore.....	Se déplacent à droite et en bas (d'après Rosenheim), quelquefois à droite et en haut.	Toutes les tumeurs de l'estomac se déplacent en haut.
	2. De la face antérieure de la grande courbure.... 3. De la petite courbure.....	Paraissent plus étalées et moins bien délimitées. Disparaissent complètement.	
2º Du foie...................		Se déplacent en haut et à droite.	La limite inférieure se déplace en haut; les tumeurs de la vésicule biliaire se déplacent en avant.
			Dans les grandes tumeurs, le déplacement peut faire défaut.
3º De la rate................		Se déplacent à gauche et souvent en bas.	Se déplacent en haut et à gauche.
4º Du gros intestin...........		Se déplacent en bas.	Ne remontent pas en haut.
5º Des reins.................		"	Remontent d'abord un peu en haut et disparaissent ensuite dans la profondeur de l'abdomen.
6º Du grand épiploon........		Se déplacent en bas.	Se déplacent en bas.
7º Du pancréas.............		Disparaissent après insufflation de l'estomac.	"

10. GASTRODIAPHANIE

INDICATIONS..... C'est un procédé d'inspection de l'estomac par l'endoscopie ou éclairage électrique de l'intérieur de sa cavité. Il est utile surtout dans la gastroptose et le diagnostic de dilatation de l'estomac.

HISTORIQUE......
1. Milliot (1867).
2. Lazarowitsch (1868).
3. Erlshorn (1889).

INSTRUMENTS...
1. Tube de caoutchouc où passent deux fils conducteurs aboutissant à une lampe Edison, placée à l'extrémité du tube.
2. De l'autre côté, les fils sont adaptés aux conducteurs d'une batterie électrique pourvue d'un interrupteur du courant.
3. Enfin la lampe Edison est enfermée dans une petite cloche en verre.

TECHNIQUE.......

1. Préliminaires.
1. Habituer le malade au cathétérisme stomacal.
2. Vider préalablement l'estomac d'aliments.
3. Le remplir d'un litre d'eau.
4. Examiner le malade debout.

2. Modus faciendi... Faire simplement passer le courant.

RÉSULTATS......
1. On obtient une grande tache claire alors que les tumeurs et le lobe gauche du foie donnent des taches noires.
2. On peut surtout bien diagnostiquer par ce procédé les tumeurs de la paroi abdominale antérieure.

DIAGNOSTIC DIFFÉRENTIEL...
1. Dans la gastroptose. L'image de l'estomac reste fixe; de même pour la position verticale.
2. Dans la dilatation.. L'image lumineuse se déplace en bas à chaque inspiration et remonte au moment de l'expiration.

CAUSES D'ERREUR..
1. Quand l'estomac est vide, la limite inférieure apparaît trop haut quand la source lumineuse est séparée des parois abdominales par des milieux opaques.
2. Quand il y a interposition d'une anse intestinale remplie de gaz, cette limite paraît plus bas qu'en réalité.

---

11. GASTROSCOPIE

HISTORIQUE...... Mickulicz (1881).

INDICATIONS..... Inspection directe de la muqueuse stomacale, employée surtout pour l'examen du pylore.

INSTRUMENTS.

1° Appareil de Mickulicz-Leiter. Tube métallique coudé, de 57 centimètres de long et de 16 millimètres de diamètre, avec : ......
1. Une lampe électrique à son extrémité.
2. Un appareil optique réparti sur les différents segments du tube.

2° Gastroscope de Rosenheim... Tube métallique de 68 centimètres de long et de 12 millimètres de large avec, à l'intérieur, deux autres tubes concentriques et mobiles.........................
1. Le *tube interne* porte le système optique.
2. Le *tube moyen* la lampe électrique.
3. Deux conduites d'eau et deux conduites destinées à insuffler l'estomac sont annexées à cet appareil.
4. Fils conducteurs et contacts, toujours dans le tube moyen.
5. Le *tube externe* avec un œil et qu'on peut faire tourner de 180° pour le superposer aux fenêtres des autres tubes. (Les lentilles ne sont pas ainsi souillées par le mucus.)

MODE D'ACTION.
1. Accumulateur pour la lumière électrique.
2. Double ballon de Richardson pour les conduites à air.
3. Irrigateur pour les conduites à eau.

RÉSULTATS....... Avec cet appareil, on voit surtout la région pylorique et la petite courbure; malheureusement, il est peu pratique et même non exempt de tout danger.

II. — INTESTIN

1. INSUFFLATION DU GROS INTESTIN

TECHNIQUE.

I. Procédé de Ziemssen des poudres effervescentes.
20 grammes de bicarbonate de soude.
18 grammes d'acide tartrique.

II. Procédé du tube rectal.

III. Procédé mixte de Minkowski (1888).........
Cet auteur recommande l'insufflation de l'estomac et la distension du gros intestin simultanément, pour juger des rapports des deux viscères.

IV. Procédé de Boas (1897)....
1. Lavement simple.
2. Introduction de 400-600 centimètres cubes d'eau dans le gros intestin avec l'entonnoir de Hegar, ce qui donne un bruit de clapotage au niveau du côlon transverse.

---

2. ENTÉROCLYSE EXPLORATRICE

INDICATIONS.....
1. Obstruction intestinale.
2. Invagination intestinale.

INSTRUMENTS...
1. Grosse sonde en caoutchouc de 25-35 centimètres (sonde urétrale chez l'enfant; tube de Faucher).
2. Bock muni d'un tube de caoutchouc et contenant 2 à 3 litres.
3. Eau bouillie à 37° ou *huile*.

TECHNIQUE........
1. Le malade doit être dans le décubitus dorso-latéral droit.
2. Faire glisser la sonde lentement en laissant toujours les doigts près de l'anus.
3. Ne jamais rien brusquer : faire prudemment.
4. Faire ainsi pénétrer la sonde jusque 30-40 centimètres.
5. Ajuster le tube au bock.
6. Lever le bock pour faire pression (80 centimètres en moyenne).
7. Injecter de 2 à 4 litres *lentement et progressivement*.

RÉSULTATS.......
1. Résultat positif.....
Émission des gaz par l'anus et de matières fécales.
2. Résultat négatif....
L'eau ressort claire.

---

3. LAVEMENT ÉLECTRIQUE EXPLORATEUR

HISTORIQUE...... | Boudet (de Paris).

INDICATIONS.....
1. Obstruction intestinale.
2. Iléus paralytique.

INSTRUMENTS...
1. Batterie à courants électriques continus pouvant donner 50 milliampères.
2. Un des fils conducteurs est relié à une plaque métallique couverte de peau de chamois trempée dans de l'eau salée.
3. L'autre à l'excitateur rectal avec :....
   1. Grosse sonde en gomme et œil à son extrémité.
   2. Mandrin métallique central.

TECHNIQUE (Lejars)........
1. Le malade est dans le décubitus dorsal, les jambes écartées.
2. On introduit l'excitateur rectal le plus haut possible.
3. On le met en communication avec le pôle positif de la pile.
4. On mouille la plaque qu'on relie au pôle négatif et qu'on applique sur le ventre en variant ses positions.
5. On infiltre lentement de l'eau tiède salée par le tube en gomme.
6. On donne alors du courant en faisant tourner la manette de 0, où elle est, à 10-40 milliampères.
7. Renverser le courant toutes les cinq ou six minutes.

RÉSULTATS...... On peut avoir une débâcle immédiate, mais l'on peut s'arrêter, même s'il est sorti quelques gaz seulement. D'ailleurs, « l'insuccès doit servir à la confirmation du diagnostic et commander une intervention d'urgence ».

---

4. MODE D'EXAMEN DE L'ANUS

POSITION A DONNER AU MALADE......

1° En ville......
1. On le fera coucher sur le côté droit ou gauche en lui ordonnant d'allonger dans le lit la jambe du même côté et de fléchir l'autre.
2. Cela fait, on soulèvera d'une main la fesse supérieure, et on découvrira ainsi le pourtour anal.

Telle est, tout au moins, la méthode qu'on emploie en ville.

2° A l'hôpital...
1. Le mieux sera de faire porter le malade sur la table d'opération.
2. Le placer dans la position obstétricale.
3. Surélever le bassin, en disposant sous le sacrum une alèze pliée en huit ou en seize.
4. Bien éclairé, cet examen rendra plus de services.

INDICATIONS.....
1. Fistule anale.
2. Fissure anale.
3. Hémorroïdes externes ou internes procidentes.
4. La recherche des *fissures* surtout est assez délicate, car ce sont de petites plaies linéaires, cachées dans un des plis radiés de l'anus et échappant toujours à un examen superficiel.

Il sera bon quelquefois d'ordonner au malade de pousser, de faire effort comme s'il voulait aller à la selle.

REMARQUE...... Se rappeler que les lésions de l'anus retentissent souvent du côté de l'aine, envahissant le système ganglionnaire.

Très important à rechercher dans les cancers de l'anus au début.

III. — PANCRÉAS

MODE D'EXPLORATION DU PANCRÉAS

PRÉLIMINAIRES. | Malade à jeun et purgé.

INDICATIONS......
1. Lésions inflammatoires purulentes.
2. Lésions gangreneuses.
3. Hémorragies.
4. Traumatismes de tout genre.
5. Ectopies.
6. Kystes........ }
7. Cancers...... } Ces deux derniers groupes de tumeurs forment surtout en clinique le contingent des maladies du pancréas, et nous pouvons même dire que beaucoup de tumeurs étiquetées *cancer du pylore* ne sont en réalité que des cancers de la tête du pancréas.

PALPATION.......
1. On peut sentir le pancréas à la palpation abdominale (Körte), le malade étant dans la position recommandée pour toute exploration de l'abdomen.
2. *A fortiori*, dans le cas de tumeur, cette palpation pourra être encore plus fructueuse.
3. La sensation perçue est celle d'une masse épaisse et granuleuse.

PERCUSSION......
1. Celle que proposait Piorry en 1866, dans son *Traité de la percussion de tous les organes*, reste aujourd'hui un peu illusoire.
2. Au contraire, actuellement, avec les moyens dont nous disposons pour insuffler à volonté la poche stomacale, il faut recourir à ce procédé pour l'exploration du pancréas.

RÉSULTATS.......
1° Lésion de la tête du pancréas...... } La tumeur fera saillie au milieu et même à droite de la ligne médiane.
2° Lésion de la queue du pancréas.. } La tumeur fera saillie du côté de la rate.

INCONVÉNIENTS.
1. Hypertrophie hépatique.
2. Réplétion stomacale ou intestinale.
3. Adiposité des téguments.
4. Contraction des muscles abdominaux.
Dans ces deux derniers cas, on se trouvera bien d'anesthésier le malade.

6. EXAMEN DU RECTUM AU SPÉCULUM

BUT ....
1. Le toucher rectal (p. 93) seul peut ne pas suffire pour le diagnostic des lésions de cet organe.
2. De même qu'au toucher vaginal on adjoint le plus souvent l'examen au spéculum, de même, pour le rectum, l'examen *par la vue* à l'aide du spéculum peut dans certains cas être indispensable.

VARIÉTÉS DE SPÉCULUMS ....
1. Spéculum de Barthélemy.
2. Spéculum de Trélat.
3. Spéculum de Nicaise.
4. Spéculum de Collin.
5. Spéculum de Fergusson.
6. Spéculum de Sims.

LUMIÈRE ÉLECTRIQUE ...
Dans des cas rares, on pourrait encore avoir recours à la lumière électrique et au miroir frontal, le patient étant mis en position génu-pectorale : c'est le procédé d'Otis.

ÉVERSION ....
Enfin, on peut encore recourir à la *méthode de l'éversion* de la muqueuse, et l'on peut s'adresser à l'un ou à l'autre des deux procédés suivants :

1° **Procédé de Storer et Tarnier (1873).**
1. On introduit un doigt dans le vagin.
2. Puis, arrivé au-dessus du sphincter, on le recourbe en crochet de façon à le recouvrir de la muqueuse rectale de la paroi antérieure.
3. Comme on le voit, outre qu'il est *douloureux*, ce procédé ne peut s'appliquer que chez la femme.

2° **Procédé du ballon de Chassaignac..**
1. On se procure un ballon de Chassaignac qu'on introduit *flasque* dans le rectum.
2. Puis on le gonfle une fois dans l'ampoule rectale.
3. On cherche à l'attirer à soi, ce qui détermine la muqueuse à se prolaber et à descendre, à venir faire hernie à l'anus.

---

7. RECTOSCOPIE

DÉFINITION. ..... | C'est l'éclairage du rectum avec une lampe électrique.

PRINCIPE .... | Le principe est le même que pour la cystoscopie (Voy. p. 113).

INSTRUMENTS..
1. On se sert de l'appareil du Dr Herztein (de San-Salvador).
2. Les tubes employés sont de dimensions différentes.

INDICATION ...... On a pu enlever à l'aide du rectoscope d'Herztein de petits polypes intestinaux de l'S iliaque.

III. — PANCRÉAS

MODE D'EXPLORATION DU PANCRÉAS

PRÉLIMINAIRES. | Malade à jeun et purgé.

INDICATIONS.....
1. Lésions inflammatoires purulentes.
2. Lésions gangreneuses.
3. Hémorragies.
4. Traumatismes de tout genre.
5. Ectopies.
6. Kystes........)
7. Cancers......)

Ces deux derniers groupes de tumeurs forment surtout en clinique le contingent des maladies du pancréas, et nous pouvons même dire que beaucoup de tumeurs étiquetées *cancer du pylore* ne sont en réalité que des cancers de la tête du pancréas.

PALPATION.......
1. On peut sentir le pancréas à la palpation abdominale (Körte), le malade étant dans la position recommandée pour toute exploration de l'abdomen.
2. *A fortiori*, dans le cas de tumeur, cette palpation pourra être encore plus fructueuse.
3. La sensation perçue est celle d'une masse épaisse et granuleuse.

PERCUSSION......
1. Celle que proposait Piorry en 1866, dans son *Traité de la percussion de tous les organes*, reste aujourd'hui un peu illusoire.
2. Au contraire, actuellement, avec les moyens dont nous disposons pour insuffler à volonté la poche stomacale, il faut recourir à ce procédé pour l'exploration du pancréas.

RÉSULTATS.......
1° Lésion de la tête du pancréas......) La tumeur fera saillie au milieu et même à droite de la ligne médiane.
2° Lésion de la queue du pancréas..) La tumeur fera saillie du côté de la rate.

INCONVÉNIENTS.
1. Hypertrophie hépatique.
2. Réplétion stomacale ou intestinale.
3. Adiposité des téguments.
4. Contraction des muscles abdominaux.
Dans ces deux derniers cas, on se trouvera bien d'anesthésier le malade.

IV. — RATE

1. MODE D'EXPLORATION DE LA RATE

INDICATIONS....:
1. Traumatismes.
2. Ectopies.
3. Lésions inflammatoires.
4. Spécificité tuberculeuse.
5. Kystes........ { 1. Séreux. 2. Hématiques. 3. Hydatiques.
6. Cancer.

INSPECTION.......
1. Elle permet de constater une voussure au niveau de l'hypocondre gauche et une ampliation du thorax.
2. D'autres fois, les ecchymoses seront la marque d'un traumatisme.

PALPATION.......
1. Pour la position à donner au malade, voy. p. 79.
2. Cette exploration ne permettra pas de déceler une rate normale, car c'est un organe trop profondément caché sous les côtes pour que cette simple exploration permette, même sans anesthésie, d'en percevoir les limites.
3. On posera donc comme principe que toute rate pouvant être décelée cliniquement est une rate malade, une rate pathologique.
4. Dans ce cas, on sent dans l'hypocondre une tumeur plus ou moins grosse, descendant très bas quelquefois, en particulier dans les cas de rate paludéenne ou leucémique, possédant ce caractère très important de se déplacer si l'on fait donner au malade la position latérale droite, sauf bien entendu les cas où il y aurait eu péritonite ou formation d'adhérences secondaires.

PERCUSSION......
1° **Procédé de Piorry......** } Examiner le malade en position latérale droite.
2° **Procédé de Ziemssen et de Besnier.** { Examiner le malade en position verticale. En réalité, il est préférable d'examiner le malade dans différentes positions, pour que les examens se contrôlent réciproquement.

AUSCULTATION.. On a signalé des bruits de souffle résultant d'une coudure de l'artère splénique (?).

PROCÉDÉ DU BALLOTTEMENT DE HARTMANN.
1. On l'obtiendra par le palper bimanuel, l'une des mains étant abdominale pendant que l'autre est lombaire (costo-iliaque).
2. Cette dernière main agira par mouvements saccadés, comme pour renvoyer l'organe à la main abdominale.

PROCÉDÉ DE L'EFFLEURE-MENT DE CATRIN (1896)..
1. Ce procédé repose sur la douceur du toucher.
2. Il consiste, en se plaçant à la gauche du malade, à appliquer la main à plat au niveau de la fosse iliaque gauche et en ne l'*effleurant* qu'à peine de la pulpe des doigts, pour remonter lentement vers l'épigastre.
3. Catrin aurait pu sentir par ce procédé le bord inférieur de la rate.

2. MÉTHODE DE MACÉ DE PALPATION DE LA RATE CHEZ L'ENFANT NOUVEAU-NÉ

Ce procédé est exclusivement employé dans les maternités.

TECHNIQUE .... { 1. Coucher l'enfant sur le côté droit, tête du côté de l'opérateur, et le pelotonner dans cette situation.
2. Appliquer *l'index* au niveau des fausses côtes gauches de l'enfant et déplacer la paroi abdominale d'avant en arrière, *non de bas en haut, mais de droite à gauche.*

CAUSE D'ERREUR... { Éviter de prendre le rein gauche pour la rate.

---

3. PONCTION DE LA RATE

HISTORIQUE. ....|] Cette méthode est beaucoup plus employée en Allemagne qu'en France.

INDICATIONS ..... } Toutes les maladies (splénomégalies d'origines diverses) nécessitant un examen du sang à l'état frais ou après coloration.

INSTRUMENTS ... } 1. Seringue.
2. Aiguilles en platine iridié.

TECHNIQUE .... { Au moment de la ponction, il faut ordonner au malade de ne pas respirer, pendant tout le temps qu'elle dure.

ACCIDENTS .... } 1. Hémorragies. } Très rares.
2. Péritonites. }

V. — FOIE

1. CATHÉTÉRISME DES VOIES BILIAIRES

HISTORIQUE......
1. J.-L. Petit (1743).
2. Parkes (1885).
3. F. Terrier.

INDICATIONS.....

Elles se présentent dans le diagnostic d'obstruction des voies biliaires, et alors de deux choses l'une :........
1. Où il existe une *fistule biliaire*.
2. Où on a fait une *cholécystostomie*.

On l'emploiera donc :........
1. Pour diagnostiquer un calcul du cholédoque ou du cystique.
2. Pour pousser le calcul dans l'intestin.
3. Pour faire le diagnostic de rétrécissement :
  1. Par oblitération du canal.
  2. Par tumeur extrinsèque.

INSTRUMENTS...
1. Sonde en gomme (nᵒˢ 3, 4, 5, 6).
2. Instrument métallique.
3. Pince, destinée à extraire le calcul.

On peut encore se servir de...
1. Bougie en baleine.
2. Sonde en argent.
3. Cathéter Béniqué.

TECHNIQUE ......
1. Il n'y a pas, à proprement parler, de règles à donner sur la pénétration de la sonde ou du cathéter, pour savoir si l'on est dans le cystique ou dans le cholédoque.
2. On se trouvera bien parfois de faire des tortillons à la sonde, pour la mieux faire pénétrer en suivant les sinuosités des plis muqueux.
3. En tout cas, il faut agir avec grande prudence et grande douceur.

RÉSULTATS ......
1. Quelquefois facile.
2. Très souvent difficile ou impossible.
3. Il faudra toujours le tenter et le mieux sera de s'armer de patience.

---

2. EXPLORATION DE LA SENSIBILITÉ HÉPATIQUE (Glénard)

SENSATIONS LOCALES......
1. Résultant du mode d'exploration directe à la main et surtout par la *méthode du pouce* qui cherche la sensibilité *au ressaut*, c'est-à-dire quand ce doigt passe de l'abdomen sur le thorax, en franchissant les fausses côtes.
2. La douleur est pongitive : c'est une *piqûre*.

SENSATIONS A DISTANCE.
1° **Douleur à l'épaule droite.** Au niveau de l'omoplate le plus souvent.
2° **État nauséeux**...... Résultant également de la pression du foie.
3° **Toux provoquée de Naunyn.**

SENSATIONS SUBJECTIVES.
1. Étouffement.
2. Gêne de la respiration.

AIRE DE LA ZONE SENSIBLE........
1. C'est l'*épigastre*.
2. Glénard a montré que cette hépatalgie épigastrique à la pression est infiniment plus fréquente que la gastralgie épigastrique.

---

3. EXPLORATION BIMANUELLE DU FOIE PAR LE PROCÉDÉ DU POUCE DE GLÉNARD

HISTORIQUE...... | Frantz Glénard (de Lyon) (1892).

INDICATIONS .... On peut explorer par ce procédé tous les viscères abdominaux, mais Glénard l'applique surtout au foie, dont il veut chercher les augmentations de volume.

TECHNIQUE.......

1er temps.......
1. Le médecin s'assoit de côté sur le rebord du lit.
2. Place les quatre derniers doigts juxtaposés de la main gauche vers l'angle iléo-costal.
3. L'avant-bras gauche reste parallèle au plan fronto-médian du corps.
4. Le pouce gauche reste en avant.

2e temps........
1. La main droite repose par sa paume sur la ligne médiane, sous l'ombilic.
2. On déprime fortement en la maintenant la région du flanc droit.

3e temps ......
1. Appliquer la pulpe du pouce gauche sur la région lombaire droite, un peu plus haut que les doigts de la main droite et dans le sillon supérieur de la limite de dépression qu'ils forment sur le flanc.
2. Maintenir le pouce appuyé.

4e temps ....
1. Le pouce gauche est à *l'affût*.
2. Faire respirer *profondément* le malade et *successivement*.
3. Changer pouce gauche et main droite, jusqu'à ce que le pouce passe sous le rebord costal.

RÉSULTATS....... Ce procédé permet d'examiner :
1. La consistance......
2. La profondeur......
3. Le volume........
4. La forme.........
5. Le degré de sensibilité............
} Du foie ou du viscère abdominal étudié.

---

4. PROCÉDÉ DE VISIBILITÉ DE L'OMBRE INFÉRIEURE DU FOIE OU DE L'OMBRE HÉPATIQUE

HISTORIQUE...... | Karl Pichler (de Klagenfurt) (1893).

TECHNIQUE.......
1. Malade en décubitus dorsal.
2. Examiner la région abdominale supérieure.
3. Faire faire une respiration profonde.
4. On verra une *ombre* descendre lors de l'inspiration et monter lors de l'expiration.

REMARQUES.....
1. Ce procédé ne peut réussir que chez les personnes à paroi abdominale ni trop grasse ni trop tendue.
2. L'*ombre hépatique* est plus prononcée à droite.
3. Elle disparaît dans le cas de météorisme.

VIII. — ORGANES URINAIRES ET ORGANES GÉNITAUX MALES

I. — URINES

1. EXAMEN DES URINES

BUT............. Il faut toujours faire cet examen en clinique, car il rend les plus grands services dans le diagnostic et peut éviter bien des fautes chirurgicales (diabète).

INSTRUMENTS...

I. Verres gradués....
1. Éprouvettes.
2. Uréomètre.
3. Urodensimètre.
4. Burette de Mohr.
5. Verres à pied.

II. Verres non gradués....
1. Tubes à essais.
2. Vases à précipités.
3. Entonnoirs.
4. Lampe à alcool.
5. Tige de verre.

III. Instruments en métal..
1. Pince.
2. Balance.
3. Capsule de platine.
4. Fil de platine.

IV. Instruments en bois.....
Pince.

V. Instruments en porcelaine.
Capsules de 100 centimètres cubes.

RÉACTIFS EMPLOYÉS........
1. Tournesol.
2. Acide azotique.
3. Acide chlorhydrique.
4. Acide acétique.
5. Réactif de Tanret.

SOLUTIONS........
1. De nitrate d'argent.
2. De glucose.
3. De *Fehling*.
4. De soude.
5. De potasse.
6. D'iode.
7. D'ammoniaque.

CARACTRES DE L'URINE.

1° **Volume des vingt-quatre heures........**
1. *État normal..* 1000 à 1500 centimètres cubes.
2. *État pathologique.*
  1. Volume très variable.
  2. Sera indiqué par le malade ou par son entourage.
  3. Demander qu'il soit déterminé rigoureusement, en recueillant l'urine de vingt-quatre heures consécutives.

2° **Couleur......**
1. *État normal..* Jaune citrin.
2. *État pathologique.*
  Aucun caractère n'est plus variable :
  1. Incolore (*polyurie*).
  2. Ambrée.
  3. Jaune rouge.
  4. Brun rouge (*bile*).
  5. Rouge (*sang*).
  6. Noire (*urine putréfiée*), etc.

3° **Aspect........**
1. *État normal..* Transparent.
2. *État pathologique.*
  1. Déterminer l'aspect avant d'agiter l'urine.
  2. Trouble (phosphates ou carbonates précipités).
  3. Laiteux (*matières grasses*), etc.

4° **Dépôt.........**
1. *État normal..* Nul.
2. *État pathologique.*
  1. Plus ou moins abondant.
  2. Floconneux.
  3. Dense.
  4. Cristallin.
  5. Noter sa couleur.

5° **Consistance....**
1. *État normal.* Fluide (comme de l'eau).
2. *État pathologique.*
  1. Plus ou moins fluide.
  2. Plus ou moins visqueuse, filante (*pus*).

6° **Odeur.........**
1. *État normal..* Fade *sui generis*.
2. *État pathologique.*
  1. Très variable.
  2. Ammoniacale (*décomposition de l'urée*).
  3. Fétide (*putréfaction, absorption d'asperges*).
  4. Plus ou moins aromatique (*absorption de médicaments divers*).

7° **Densité........** On la reconnaît avec l'*uréomètre*, gradué à la température de $+15°$ et marquant 1000 à 1050.

8° **Urine acide...** Rougit le papier tournesol bleu.

9° **Urine alcaline.** Bleuit le tournesol rouge.

10° **Urine neutre..** Sans action sur le tournesol bleu ni sur le tournesol rouge.

2. ÉLÉMENTS NORMAUX ET ANORMAUX DE L'URINE

ÉLÉMENTS NORMAUX .....
1. Urée.
2. Acide urique.
3. Matières organiques.
4. Matières minérales .....
   1. Sulfates.
   2. Phosphates.
   3. Chlorures.
   4. Chaux.
   5. Magnésie.

ÉLÉMENTS ANORMAUX .....
1. Pus.
2. Sang.
3. Albumine.
4. Sucre.
5. Cellules.
6. Cylindres.
7. Bile.
8. Acétone.
9. Spermatozoïdes.

DEGRÉ D'ACIDITÉ .....
1. Une urine acide *rougit* le tournesol bleu.
2. Une urine alcaline *bleuit* le tournesol rouge.
3. Une urine neutre *est sans action* sur le tournesol bleu et sur le tournesol rouge.

---

3. CONTENU D'UN DÉPÔT URINAIRE

URINE ALCALINE .....
1. Urates.
2. Phosphate de chaux.
3. Oxalate de chaux.
4. Urate acide d'Az H³.
5. Phosphate ammoniaco-magnésien.

URINE ACIDE .....
1. Urate acide de soude.
2. Acide urique.
3. Cystine.
4. Oxalate de chaux.

URINE NEUTRE.
1. Oxalate de chaux.
2. Phosphate de chaux.
3. Phosphate de magnésie.

---

4. RECHERCHE DE L'ALBUMINE, DU SUCRE, DE LA BILE, DU SANG, DU PUS

I. — RECHERCHE DE L'ALBUMINE.

RÉACTIFS
1. Chaleur.
2. Liqueur de Tanret, dont voici la composition :
  1. Bichlorure de mercure.. 4 gr. 05.
  2. Iodure de potassium.... 9 gr. 96.
  3. Acide acétique cristallisé. 60 centimètres cubes.
  4. Eau distillée............ Q. S. p. 192 cent. cubes.

MODUS FACIENDI
1. Chauffer un tube à essai contenant ses deux tiers d'urine :.. — Dans le cas de présence d'albumine, on obtient un précipité *qui ne se dissout pas par l'acide acétique.*
2. Réactif de Tanret......
  1. On verse ensemble urine et réactif.
  2. On chauffe.
  3. S'il y a précipité : albumine.

VARIÉTÉS D'ALBUMINE
1. Sérine ou albumine proprement dite,
2. Globuline.
3. Propeptone.
4. Peptone.

QUANTITÉ 5 p. 100 au plus.

II. — RECHERCHE DU SUCRE.

RÉACTIF — Avec la liqueur de Fehling dont voici la composition :
1.
  Sulfate de cuivre pur.... 34 gr. 64
  Eau distillée............ 300 centimètres cubes.
2.
  Soude caustique........ 80 grammes.
  Tartrate double de potasse et de soude........ 173 grammes.
  Eau distillée.......... 500 centimètres cubes.
On mélange les deux solutions.

MODUS FACIENDI
1. On chauffe un tube à essai contenant deux cuillerées d'urine.
2. Puis on y verse de la liqueur de Fehling.
3. S'il y a glucose, il y a *réduction* et apparition d'un précipité *rouge.*

III. — RECHERCHE DE LA BILE.

TECHNIQUE
1. Verser dans un tube à essai 2 centimètres cubes d'acide sulfurique concentré.
2. Ajouter un peu de nitrate de potasse en poudre.
3. Verser l'urine doucement sur les bords.
4. Apparition d'une *coloration verte* s'il y a de la bile.

IV. — RECHERCHE DU SANG.

TECHNIQUE
1. Mélanger à de l'urine quelques gouttes de teinture de gaïac.
2. Ajouter du *réactif térébenthiné* dont voici la formule :
  1. Essence de térébenthine
  2. Alcool................ à 10 volumes.
  3. Chloroforme..........
  4. Acide acétique glacial... 1 volume.
  5. Goutte à goutte verser de l'eau distillée jusqu'à ce que le liquide louchisse.
3. Coloration *bleue* s'il y a du sang.

V. — RECHERCHE DU PUS (*Réactif de Donné*).

TECHNIQUE
1. Urine décantée après acidification avec l'acide acétique.
2. Y ajouter beaucoup d'ammoniaque et battre avec un agitateur.
3. On obtient une masse filante, comme de l'albumine d'œuf.

II. — REINS

I. EXPLORATION DU REIN PAR LE PALPER (¹)

I. — MÉTHODE PAR LE PALPER DIRECT.

BUT ....
1. Un rein normal n'est pas perceptible à la palpation.
2. Quand il est déplacé, on peut se rendre compte de son volume et de sa régularité.
3. On peut rechercher la sensibilité du rein.

MODUS FACIENDI ....
1. Malade en décubitus dorsal, cuisses fléchies.
2. Placer une main dans l'angle iléo-costal (main gauche pour le côté droit).
3. Insinuer les doigts sous la dernière côte.
4. Placer l'autre main sur l'abdomen, en dehors du muscle droit et extrémités pulpaires en haut.
5. Enfoncer les doigts de plus en plus, au moment des expirations.

II. — MÉTHODE DU BALLOTTEMENT DU PROFESSEUR F. GUYON.

TECHNIQUE ....
1. Malade en décubitus dorsal, tête basse.
2. Se mettre du côté à examiner.
3. Mettre l'une des mains (main gauche pour le côté droit et inversement) dans l'angle iléo-costal.
4. L'autre main, antérieure, abdominale, répond au bord externe du muscle droit.
5. Les pulpes de cette main dépriment lentement et progressivement la paroi, en profitant des mouvements expiratoires.
6. De la main postérieure, déterminer une série successive de petites secousses avec les doigts recourbés en crochet.
7. La main abdominale recueillera les chocs d'un rein déplacé qui viendrait choquer la paroi à chaque chiquenaude de la main postérieure.
8. Varier si besoin la main abdominale, en la déplaçant en haut ou sur les côtés.
9. Ne jamais changer la main iléo-costale lombaire.

AFFECTIONS OU L'ON A CONSTATÉ LE BALLOTTEMENT DE GUYON .....
1. Rein mobile.
2. Rein déplacé.
3. Rein augmenté de volume.
4. Carcinome du foie.
5. Cancer du jéjunum.
6. Distension de la vésicule du fiel.
7. Adhérences du côlon et mésentère avec le foie.
8. Appendicite.
9. Kyste pancréatique.
10. Péritonite tuberculeuse.
11. Foie mobile.

(1) Nous nous sommes inspiré, dans l'étude des moyens d'exploration des organes urinaires, des travaux d'Albarran et de Legueu.

III. — MÉTHODE DE PALPATION DE GLÉNARD OU MÉTHODE NÉPHROLEPTIQUE.

TECHNIQUE....
1. Malade en décubitus dorsal, cuisses peu fléchies.
2. Se placer du côté à examiner.
3. Saisir de la main le flanc gauche, par exemple, *pouce en avant, doigts en arrière.*
4. Faire respirer le malade ; on a alors trois temps.
   1. D'affût.
   2. De capture.
   3. D'échappement.
5. Si l'on a affaire à un rein mobile, celui-ci, au moment des mouvements respiratoires, vient glisser entre le pouce et les doigts.

Ce procédé est peut-être inférieur à celui de Guyon, parce que :
1. Il ne peut renseigner sur la grosseur des tumeurs.
2. Il est nécessaire que les parois abdominales soient souples.

IV. — MÉTHODE DE PALPATION RÉNALE D'ISRAËL.

TECHNIQUE....
1. Placer le malade en décubitus *latéral*, sur le côté sain, cuisses à demi fléchies.
2. Se placer du même côté que le rein à examiner.
3. Mettre l'une des mains sur la région lombaire, en dehors de la masse sacro-lombaire, doigts dirigés vers la tête du malade.
4. Mettre l'autre main en avant, sur la paroi abdominale latérale, de sorte que la pulpe de l'index et du médius soit à deux travers de doigt au-dessous des points de réunion des 9e et 10e cartilages costaux.
5. Enfoncer progressivement la main antérieure, en profitant des mouvements expiratoires.
6. On peut, par ce procédé, arriver à sentir le *rein sain.*

2. AUTRES MODES D'EXPLORATION DU REIN

INSPECTION...
1. C'est un procédé très inférieur.
2. Il ne peut donner de résultat que dans le cas de tumeurs énormes (volumineux sarcomes chez l'enfant).

Procédé de Le Dentu..... } Il consiste à regarder la région rénale à jour frisant.

PERCUSSION... Comme l'inspection, c'est une méthode de peu de valeur. Néanmoins, dans certains cas, on peut observer :
1. Une zone de sonorité intestinale, entre la matité rénale et la matité hépatique.
2. Une sonorité colique, dans le cas de tumeur rétro-péritonéale.

Procédé de Naunyn et Mintkowsky... } Il consiste à distendre le côlon par un lavement gazeux.

PHONENDO-SCOPIE DE BIANCHI (Voy. p. 27).
Résultats obtenus (Albarran)...
1. On peut délimiter le rein normal.
2. On délimite exactement les contours d'un rein déplacé.
3. On peut, en délimitant le rein en avant et en arrière, se rendre compte de son épaisseur.
4. On distingue facilement le rein des organes voisins (foie, côlon, pancréas, estomac).

RADIOGRAPHIE (Voy. p. 22 et 23).

MÉTHODE DU BLEU DE MÉTHYLÈNE... Pour le diagnostic de la perméabilité rénale (Voy. p. 107).

Résultats......
1° Dans les pyélonéphrites. } Il y a retard dans l'élimination du bleu.
2° Dans les rétentions rénales.... } Apparition plus tardive également et durée d'élimination plus longue.

CYSTOSCOPIE. Elle permet d'étudier :......
1. *L'aspect des orifices urétéraux..* } Qui, au lieu de se présenter, comme normalement, sous l'aspect d'une petite fente, présentent :............
 1. Des boursouflures.
 2. Des rétrécissements.
 3. Des prolapsus.
2. *Le mode d'éjaculation urétérale....* } Au lieu de se faire, comme cela est normal, en jet d'urine de 20 à 30 secondes, il se fait en bavant ou ne se fait plus.
3. *L'urine qui sort des uretères....* } Normalement, en effet, l'urine qui sort des uretères est claire, et fait dans la vessie un remous à chaque systole urétérale.

3. EXPLORATION DU REIN DU CÔTÉ SAIN

EXISTE-T-IL UN OU DEUX REINS? } Faire l'examen cystoscopique.. } On verra deux orifices urétéraux, par où il s'écoulera de l'urine.

ÉTAT FONCTIONNEL DE CE REIN?
1. Faire l'examen chimique des urines :...... } Procédé d'Israël.
2. Chercher le mode d'élimination du bleu de méthylène.
3. Faire le cathétérisme urétéral .... }
1. C'est le procédé d'Albarran et le procédé de choix.
2. En effet, on peut recueillir ainsi des urines des deux reins et les étudier aux points de vue chimique, histologique et bactériologique.

4. PROCÉDÉS NOUVEAUX DE DIAGNOSTIC DES CALCULS DU REIN (Albarran)

PHONENDO-SCOPIE... .. } Méthode incertaine.

CYSTOSCOPIE..... | Utile pour déterminer le côté (Voy. p. 113).

CATHÉTÉRISME URÉTÉRAL..... } On peut sentir au retour un frottement râpeux caractéristique.

RADIOGRAPHIE .
1. Le dos du sujet doit être en contact intime avec la plaque.
2. Éviter la diffusion des rayons.
3. Amener le tube à un état particulier de vide.

RÉSULTATS....... } On met en évidence, par ordre de facilité décroissante, les calculs suivants :.....................
1. Oxalate.
2. Phosphate.
3. Carbonate.
4. Urique.

5. MÉTHODE DE LA PERMÉABILITÉ RÉNALE PAR LE BLEU DE MÉTHYLÈNE (1)

HISTORIQUE...... Achard et Castaigne (1898).

INDICATIONS.... C'est une méthode autant médicale que chirurgicale, qu'on emploiera toutes les fois qu'on voudra être renseigné sur l'état du rein et sur son degré de perméabilité-filtre.

SOLUTION........
Bleu de méthylène........................ 1 gramme.
Eau .... 20 grammes.
La seringue de Pravaz, d'une contenance de $1^{cc},3$, renferme $0^{gr},05$ de bleu, c'est-à-dire la dose convenable.

TECHNIQUE......
1. Préliminaires,
   1. Vérifier le bleu au spectroscope (bande d'absorption noire dans le rouge).
   2. Stériliser la solution à l'autoclave.
2. Antisepsie de la peau.
3. Enfoncer l'aiguille de la seringue de Pravaz jusque dans le muscle, pour éviter les nodosités sous-dermiques.
4. Recueillir les urines......
   1. Miction des injections au bleu.
   2. Miction tous les quarts d'heure, pendant la première heure.
   3. Miction toutes les demi-heures, pendant la seconde et la troisième heure.
   4. Miction toutes les deux heures, etc.

RÉSULTATS....... Il faut noter :...
1. Le moment d'apparition du bleu, qui se fait à l'*état normal* au bout d'une demi-heure.
2. Les *intermittences* dans l'élimination, résultant d'une insuffisance hépatique.
3. L'*élimination dissociée* en rapport avec un faible degré d'imperméabilité rénale.
4. Les *retards dans l'apparition du bleu*, surtout dans la néphrite interstitielle (petit rein contracté).
5. Les *prolongations de la période d'élimination*, dans les cas de néphrites atrophiques.
6. L'apparition rapide et l'élimination raccourcie, résultant peut-être de néphrite parenchymateuse.

REMARQUES PRATIQUES...
1. Marquer l'heure de la miction sur chaque verre, car on les confondrait sur un aussi grand nombre.
2. Le bleu des doigts s'enlève facilement avec du permanganate de potasse qu'on décolore avec le bisulfite de soude.
3. Faire *tous les jours* le relevé des expériences.

(1) On trouvera dans les *Tableaux synoptiques d'exploration médicale* les renseignements complémentaires sur cette question qui y sera longuement traitée.

III. — URETÈRES

1. MÉTHODE D'EXPLORATION DES URETÈRES PAR LE PALPER

INDICATIONS..... — Cet organe, très profond, semble échapper à toute exploration clinique ; on peut toutefois, dans le cas de calculs urétéraux, le sentir par l'abdomen ou le vagin.

MÉTHODE DE DOYEN (1886)....
1. Elle consiste à palper attentivement l'abdomen au niveau du détroit supérieur, là où l'uretère passe (croisement de la ligne bi-iliaque et de la verticale passant par l'épine pubienne), de l'abdomen dans le bassin, et cela en déprimant lentement la paroi au niveau de la fosse iliaque : on arrivera à sentir nettement un calcul.
2. Pour Tourneur, l'uretère franchirait le bassin à 4 cent. 1/2 de la ligne blanche médiane.

MÉTHODE VAGINALE.........
1. Dans le cul-de-sac antérieur, on pourrait sentir un calcul urétéral.
2. C'est même une voie suivie par les chirurgiens pour l'extraction des calculs urétéraux.

MÉTHODE DE GRUBE (de Moscou). — C'est l'exploration des uretères par l'introduction de la main dans le rectum.

EXAMEN RADIOGRAPHIQUE.. — Utile seulement dans les cas de calculs.

---

2. CATHÉTÉRISME DES URETÈRES

HISTORIQUE......
1. Pawlick (1886).
2. Keller.
3. Poirier, Brown et Boisseau du Rocher.
4. Hirst Gasper (1894).
5. Albarran (1897).

INDICATIONS.....
1. Existence d'une lésion des voies urinaires.
2. Quel en est le siège ?
3. Quel est le rein atteint ?
4. Quel est l'état de l'autre rein ?
5. Quelle est la nature de la lésion ?......
- 1º Lésions du rein........
  1. Lithiase.
  2. Tuberculose.
  3. Pyélites et pyonéphroses.
  4. Hydronéphroses.
  5. Tumeurs du rein.
- 2º Lésions de l'uretère...
  1. Obstruction.
  2. Spasmes.
  3. Plaies.
  4. Rétrécissements.
  5. Calculs.
  6. Anomalies.
  7. Modes d'élimination du lléo.

I. — MÉTHODE ANCIENNE SANS ENDOSCOPIE, NI CYSTOSCOPIE.

HISTORIQUE......
1. C'est la méthode de Bozemann et Pawlick (1886).
2. On guidait la sonde sur le doigt introduit dans la vessie ; c'est dire que ce procédé ne s'appliquerait qu'à la femme.

TECHNIQUE DE PAWLICK.....
1. Placer la malade en position génu-pectorale.
2. Déprimer avec une valve la paroi postérieure du vagin.
3. Reconnaître son triangle vaginal antérieur.
4. Introduire la sonde par l'urètre en suivant la paroi postérieure de ce dernier conduit, qu'on voit ainsi du vagin.

II. — MÉTHODE ENDOSCOPIQUE A LUMIÈRE RÉFLÉCHIE
OU MÉTHODE DE KELLY (de New-York).

TECHNIQUE DE KELLY......
1. Déterminer le diamètre du méat.
2. Introduire un petit spéculum dans la vessie.
3. Enlever son mandrin et laisser s'écouler l'urine.
4. Relever alors le bassin de la femme de 30-40 centimètres.
5. L'air qui entre dans la vessie en distend la cavité.
6. Éclairer la vessie avec un réflecteur électrique.
7. Donner à l'instrument une inclinaison de 30° et chercher l'uretère, avec le chercheur.
8. Une fois trouvé, remplacer le chercheur par une sonde urétérale.

DIFFICULTÉS.....
1. Nécessité d'une grande habileté.
2. Gêne causée par les plis de la muqueuse.
3. Hémorragies de la muqueuse.
4. Étroitesse du méat.

III. — CATHÉTÉRISME CYSTOSCOPIQUE A LUMIÈRE DIRECTE.
C'est la méthode de choix.

INSTRUMENT..... | Cystoscope d'Albarran.

DESCRIPTION.

1° Portion oblique représentant un cystoscope ordinaire de Nitze...
1. La lampe....
   1. A une intensité très considérable.
   2. Est articulée pour être facilement changée par le chirurgien.
2. La longue tige est mince et se continue en bas avec la portion supportant le prisme. Elle porte sur sa face antérieure près du prisme une encoche recevant l'onglet dont est munie la portion urétérale de l'instrument.
3. Le mode de transmission du courant électrique pour allumer la lampe.
4. Dans la gorge de l'instrument est un anneau où les conducteurs se mettent en contact : on peut tourner le cystoscope sans qu'il y ait enroulement de fils.

2° Pièce urétérale.
1. Formée d'une demi-gouttière s'emboîtant très bien sur la portion oblique.
2. Sur ses parties latérales sont deux fines tiges d'acier qui s'articulent avec un onglet au niveau de la portion optique.
3. Cet onglet prend toutes les positions intermédiaires entre l'horizontale et un angle de 130°, et les mouvements de l'onglet s'obtiennent avec une roue qui, près de l'extrémité oculaire de l'instrument, peut faire glisser les tiges d'acier et élever ou abaisser l'onglet.
4. Sur la voûte de la demi-gouttière est un canal pour une sonde qui sort en bas par l'orifice placé en avant de l'onglet.
5. Elle repose sur lui quand on la presse. Cette disposition permet de changer à volonté l'inclinaison de la sonde.
6. Le conduit de la sonde urétérale présente une petite boîte vissée contenant une rondelle de caoutchouc prise pour le passage de la sonde.
7. On peut en serrant la vis appliquer la rondelle de caoutchouc sur la sonde et empêcher ainsi le liquide vésical de sortir.
8. Sur le conduit de la sonde urétérale, se soude un autre conduit muni d'un robinet destiné aux injections vésicales pour nettoyer la glace ou le prisme.
9. Dans son ensemble, le cystoscope présente un calibre n° 25 Charrière.

3° Pièce irrigatrice.
1. Demi-gouttière s'emboîtant sur la portion oblique.
2. Dans sa portion convexe antérieure, est un canal d'irrigation dont l'extrémité vésicale s'applique sur le bord du prisme, l'extrémité extérieure présentant un petit robinet.

AVANTAGES (d'après Albarran)...
1. Le même instrument peut servir à volonté de cystoscope simple, irrigateur ou urétéral.
2. Champ visuel de l'instrument très large.
3. Intensité lumineuse très grande.
4. Grande précision et facilité des mouvements de l'extrémité de la sonde.
5. Mouvements assez étendus pour pouvoir toujours effectuer le cathétérisme, même dans les cas d'hypertrophie de la prostate.
6. La sonde pénètre dans l'uretère de bas en haut et de dedans en dehors (direction anatomique).
7. Instrument parfaitement étanche.
8. La pièce urétérale peut être mise à l'étuve sèche.
9. On peut, pendant le cathétérisme, nettoyer par irrigation le prisme et la lampe souillés dans la traversée urétérale.
10. Le calibre du tube urétéral permet d'introduire directement dans l'uretère des sondes n° 8 de la filière Charrière.

TECHNIQUE DU CATHÉTÉRISME.

I. Préparation de l'instrument.....
1. Stérilisation des instruments et antisepsie des mains du chirurgien.
2. On pourra pour la stérilisation se servir avec avantage de l'étuve thermo-formogène d'Albarran.

II. Préparation du malade.........
1. Laver tout l'appareil urinaire inférieur.
2. L'urètre doit laisser passer une sonde n° 25.

III. Introduction de l'instrument.
1. Tremper dans la glycérine l'extrémité du cystoscope.
2. Un aide est nécessaire pour empêcher la sonde urétérale de toucher les cuisses.

IV. Recherche de l'orifice urétéral.
1. L'extrémité du cystoscope doit être libre dans la cavité vésicale.
2. Tourner le bec en bas et en dehors, pour avoir une inclinaison de 30°.
3. Tenir l'instrument de la main gauche et allumer la lampe (rétablir le courant).
4. On tâtonnera si besoin pour voir l'uretère.

V. Pousser modérément la sonde urétérale.......
1. Placer le cystoscope de manière que le méat urétéral se trouve vers le milieu du champ de l'instrument ou au-dessous de la moitié de ce champ.
2. A ce moment, abaisser l'onglet et pousser lentement.

VI. Incliner dans la direction de l'uretère l'extrémité vésicale de la sonde........
1. Tourner avec la main droite : le bec de la sonde se relève.
2. Presque toujours, la manœuvre de la roue suffit à faire pénétrer la sonde dans l'uretère.

VII. Faire pénétrer la sonde jusque dans le bassinet.
1. Pousser lentement la sonde et jouer de la roue si elle s'arc-boute.
2. Une fois le cystoscope enlevé, elle ne peut plus progresser.

VIII. Retirer le cystoscope en laissant la sonde en place............
1. Éteindre la lampe.
2. Pousser un peu la sonde, tandis qu'on fait sortir le cystoscope.
3. Au méat, prendre avec deux doigts la sonde au niveau du prisme et de l'autre main dégager la sonde en faisant glisser l'instrument sur la sonde.

OBSTACLES.......
1. La lampe ou le prisme se salissent...................... } Lavage.
2. Difficulté pour voir l'uretère..... } On pourra être guidé par un jet intermittent d'urine.
3. L'orifice urétéral est caché par du pus.
4. La sonde ne peut progresser... } Bien donner à cet instrument une position oblique en dehors.
5. Il y a hypertrophie de la prostate. } Bonne injection de liquide pour enfoncer davantage le cystoscope.

IV. — PROCÉDÉ POUR INTRODUIRE DANS L'URETÈRE DES SONDES AUSSI GROSSES QUE LE PERMET LE DIAMÈTRE DE L'ORIFICE URÉTÉRAL.

INSTRUMENTS...
1. Sondes en gomme de 50 à 70 centimètres de longueur à bout coupé, percées du bout et avec œil latéral.
2. Sondes à bout plein et arrondi.
3. Mandrins longs de 70 centimètres.

TECHNIQUE......
1. Introduire le mandrin dans l'uretère à l'aide du cystoscope.
2. Le pousser jusque dans le bassinet.
3. Retirer le cystoscope, mais non le mandrin.
4. Faire glisser sur ce dernier la sonde à bout coupé huilée.
5. Une fois entrée, la tenir d'une main, pendant que de l'autre on retire le mandrin.

IV. — VESSIE

1. PONCTION DE LA VESSIE

HISTORIQUE...... | Herculanus (1460).

INDICATIONS..... Chaque fois qu'il y a *rétention* et que le cathétérisme est impossible, soit par rétrécissement de l'urètre, soit par hypertrophie de la prostate.

TECHNIQUE......

1° Préparatifs..
1. Se munir de l'aiguille n° 2 de l'aspirateur Potain-Dieulafoy.
2. On peut se servir de n'importe quel trocart, droit ou courbe.
3. Raser les poils du pubis.
4. Soins antiseptiques ordinaires.

2° Manuel opératoire....
1. De la main gauche, repérer avec l'index la symphyse pubienne et se reporter à 1 centimètre au-dessus, c'est-à-dire là où l'on ponctionnera.
2. Tenir bien fortement de la main droite le trocart qu'on enfoncera verticalement, tandis que l'index a limité sur sa longueur 5 à 7 centimètres à partir de sa pointe, ce qui est à peu près la distance des parties molles à traverser.

ACCIDENTS........
1. Épanchement d'urine septique dans le tissu cellulaire.
2. Blessure du péritoine.

AVANTAGES...... Ils sont infiniment supérieurs à ceux d'un cathétérisme maladroit, qui ne peut que se compliquer de fausses manœuvres.

---

2. TOUCHER VÉSICAL

HISTORIQUE...... Simon (d'Heidelberg).
C'est ce même chirurgien qui proposait comme mode d'exploration du rectum d'introduire la main tout entière dans cet organe.

INDICATIONS..... Elles sont très restreintes.
En particulier dans les cas de cancer du col utérin avec propagation probable à la vessie.

TECHNIQUE...... On dilate l'urètre de la femme (car ce procédé n'est applicable que chez elle, vu le peu de longueur du conduit) avec des bougies d'Hégar ou avec le doigt. Simon propose de faire des débridements latéraux.

TOUCHERS ASSOCIÉS.... *Méthode de Nöggerath* ou association des touchers vésical et rectal.

---

3. MÉTHODES D'EXPLORATION DE LA VESSIE

I. — INSPECTION. — PERCUSSION.

RÉSULTATS...... Ils ne donnent que peu de renseignements.
Néanmoins, une vessie distendue répond à une zone de matité sus-pubienne.

II. — PALPER HYPOGASTRIQUE.

RÉSULTATS... .. | Il n'a de la valeur que s'il est associé aux modes d'exploration suivants.

III. — TOUCHER RECTAL.

AVANTAGES......
1. Il est précieux pour l'exploration du bas-fond vésical, et par conséquent de la prostate, des vésicules séminales, etc.
2. Rappelons qu'on ne sent pas la prostate chez l'enfant.

IV. — PALPER COMBINÉ OU PALPER BIMANUEL.

DÉFINITION....... | C'est le palper combiné au toucher rectal.

PRÉLIMINAIRES.
1. Malade en décubitus dorsal.
2. Tête horizontale et bien au repos.
3. Bassin soulevé par un coussin.

TECHNIQUE.......
1. Introduire un doigt dans le rectum, pulpe en haut.
2. Aller plus loin que la prostate pour sentir le bas-fond vésical.
3. Mettre la main gauche à plat sur la paroi abdominale, au-dessus de la symphyse.
4. L'enfoncer graduellement *comme pour pénétrer dans le bassin.*

RÉSULTATS.......
Dans le cas de vessie normale, *vide*, on arrive assez aisément à sentir ses deux doigts glissant l'un contre l'autre.
On peut, dans le cas de vessie distendue, en passant du milieu à droite, puis à gauche, arriver à percevoir des sensations très nettes.

V. — CATHÉTÉRISME.

EXPLORATEUR À BOULE.........
1. La vessie *normale* est insensible au contact.
2. La vessie enflammée (cystite) est douloureuse au contact.
3. Importance dans le cas de corps étrangers.

EXPLORATION À LA SERINGUE.
1. Capacité physiologique normale de l'organe = 250 grammes.
2. Dose maxima = 500 grammes.

Technique de la recherche de la sensibilité à la seringue.
1. Introduction d'une sonde dans la vessie.
2. Évacuation.
3. Injection de 100 grammes d'eau boriquée.
4. Envie d'uriner du malade : noter à ce moment sur la seringue la quantité d'eau injectée.
5. Si l'on injecte *avec douleur* moins de 250 grammes, c'est qu'il y a maladie de la muqueuse.

EXPLORATEUR MÉTALLIQUE...

Instruments....
Explorateurs de Guyon :
N° 1, pour enfants et prostatiques.
N° 2, le plus habituellement usité.
N° 4, le plus long.

Préliminaires...
1. Remplir préalablement la vessie d'eau boriquée.
2. Malade en décubitus dorsal, siège élevé.
3. Se placer à droite et prendre la verge de la main gauche.

Technique (Guyon)......

Premier temps : Traversée de l'urètre antérieur jusqu'au cul-de-sac du bulbe........ — On sent qu'on est entré dans la région membraneuse à un petit ressaut et à ce que le pavillon s'abaisse.

Deuxième temps : Traversée de la région membraneuse. — On doit, à partir de ce moment, faire le cathétérisme de la main gauche. C'est qu'en effet il y a abaissement de l'angle de la verge et abaissement de l'instrument, et la progression se fait toute seule parce que le manche de l'instrument ne peut s'abaisser sans que l'instrument ne s'enfonce.

Troisième temps : Traversée de la région prostatique et du col de la vessie.. ...... — La traversée de cette région, si facile dans un urètre normal, devient très difficile dans un urètre pathologique. *Quand est-on dans la vessie?* Non quand on sent avoir vaincu une résistance, mais quand on sent une liberté complète. Une fois dans la vessie, l'exploration doit être *méthodique*, c'est-à-dire qu'on doit successivement porter l'instrument en bas, en haut, à droite et à gauche.

RÉSULTATS.......
Cette exploration de la vessie donne des résultats importants :
1. Sur l'état des parois de l'organe.
2. Sur sa sensibilité (toujours plus grande au niveau du col).
3. Sur sa contractilité.
4. Dans les cas de corps étrangers.

4. CYSTOSCOPIE

DÉFINITION....... | C'est l'éclairage intravésical.
HISTORIQUE ..... | Désormeaux (Acad. de méd., 1853).
DIVISION.......... { 1. Cystoscopie à lumière externe.
{ 2. Cystoscopie à lumière interne.

I. — CYSTOSCOPES A LUMIÈRE EXTERNE

HISTORIQUE.. ...
1. Leiter.
2. Casper.
3. Boisseau du Rocher.
4. Grünfeld.
5. Janet (endoscope double avec tube interne fenêtré).

INSTRUMENTS...
1. Tube endoscopique, formé d'un cylindre rectiligne de 15 à 16 centimètres de long, de calibre 22 à 24 de la filière Charrière.
2. A son extrémité vésicale, petite glace plane, élargie en entonnoir à son extrémité extérieure qui sert d'oculaire.

TECHNIQUE.......
1. Laver la vessie, qui restera vide.
2. Introduire, graissé, le tube endoscopique.
3. Varier l'inclinaison du miroir vésical.
4. Quand la vessie est pleine, l'extrémité du tube, pour y voir, peut ne pas être au contact de la muqueuse.

INCONVÉNIENTS.
1. Il faut préalablement connaître le siège de la lésion.
2. On ne peut voir qu'une portion limitée de l'organe.
3. On ne peut explorer le col.

II. -- CYSTOSCOPES A LUMIÈRE INTERNE.

HISTORIQUE......
1. Nitze.
2. Leiter.
3. Fenwick.
4. Boisseau du Rocher.
5. Albarran (Voy. p. 109).

INSTRUMENTS...

1° **Cystoscope de Nitze** (le plus commun)...
1. Tube métallique en forme de sonde à béquille de 20 centimètres de long, calibre 21.
2. Lampe électrique à l'extrémité vésicale. Cette lampe est reliée par des fils à la pile.
3. A l'union des deux portions droite et oblique, *prisme réflecteur*.
4. La fenêtre est sur la concavité de l'instrument.
5. Système d'irrigation, permettant le lavage vésical pendant l'examen.

2° **Mégaloscope de Boisseau du Rocher** (1892)........
1. Une sonde à béquille.
2. Deux pièces optiques, pénétrant à frottement dans la sonde.
3. Sonde coudée, où est logée une lampe à incandescence, avec, à son extrémité, deux ouvertures : .... { 1. Une pratiquée sur le côté concave. { 2. L'autre au niveau du coude.
4. Un mandrin, formé de deux orifices pour la traversée urétrale.
5. Oculaire unique, *toujours au point*.

AVANTAGES......
1. On peut laver la vessie à grande eau, sans introduction préalable de sonde molle.
2. On a une vue d'ensemble de toute la cavité vésicale.

5. TECHNIQUE AVEC LE CYSTOSCOPE DE NITZE

PRÉLIMINAIRES.

I. Du côté du malade.....
1. L'urètre doit être perméable (n° 23 de la filière Charrière).
2. La vessie doit être tolérante (80 grammes ou 120 grammes en injection).
3. Anesthésier, si besoin (anesthésie générale ou locale).
4. Il faut un milieu transparent (lavage préalable de la vessie).

II. Du côté de l'instrument. Stérilisation.

TECHNIQUE......
1. Introduire directement dans l'urètre l'instrument *isolé*.
2. Ouvrir le courant, seulement quand l'appareil est dans la vessie.
3. Donner du courant par intermittences.
4. *Recherche première du col* (en forme de croissant rouge sombre).
5. Éclairer les différents segments de l'organe, en portant successivement l'instrument :...
  1. En haut et à droite.
  2. En haut et à gauche.
  3. A droite et à gauche.
6. Promener le bec de la sonde du col à la paroi postérieure, en suivant à peu près la courbure de la surface. On porte pour cela le pavillon dans un sens opposé, ce dont on est averti par un petit repli du pavillon.
7. Manœuvres terminales d'exploration du bas-fond.
8. Manœuvre de découverte des uretères....
  1. Tourner le bec de l'instrument en bas et à gauche pour l'uretère gauche.
  2. Puis enfoncer l'instrument de 2 centimètres et demi à 3 centimètres du col.

'IMAGE CYSTOSCOPIQUE.
1. Les images sont renversées (seulement pour le plan vertical).
2. Le volume de l'objet est d'autant plus grand qu'on s'en rapproche plus.

ACCIDENTS........
1. Phénomènes infectieux.
2. Brûlures de la muqueuse vésicale.

CONCLUSION......
Il faudra toujours, autant que possible, substituer la méthode de la lumière interne à celle de la lumière externe, qui le plus souvent est insuffisante.

V. — URÈTRE

1. EXPLORATION DE L'URÈTRE

I. — INSPECTION DE L'URÈTRE.

INSPECTION......
{
1. Forme du méat (son rétrécissement).
2. Fistules péniennes.
3. Inflammations.
4. Etat des sécrétions urétrales : le pus de la blennorragie tache et empèse la chemise en vert jaune.
}

II. — PALPATION DE L'URÈTRE.

INSPECTION......
{
1. Indurations.
2. Tuméfactions.
3. Anneaux cicatriciels.
4. Corps étrangers.
5. Passage de la boule exploratrice.
}

III. — TOUCHER RECTAL.

AVANTAGES......
{
L'exploration de l'urètre postérieur permet, en même temps, de faire l'exploration de la prostate.
}

IV. — TOUCHER VAGINAL.

AVANTAGES......
{
Grâce à la minceur de la cloison urétro-vaginale, on peut explorer et complètement tout l'urètre de la femme.
}

V. — URÉTROSCOPIE.

HISTORIQUE......
{
1. Désormeaux.
2. Casper.
3. Oberländer.
4. Burckhardt (1889).
5. Janet (1897).
}

INSTRUMENTS...
{
1° Appareils anciens. à lumière transmise par réflexion.....
  {
  Urétroscopes :.. { 1. De Désormeaux. 2. De Leiter. 3. De Casper.
  Ces appareils s'échauffent dans l'urètre ; il faut donc les refroidir, ce qui est un obstacle.
  }
2° Appareils à lumière intérieure....
  { Urétroscopes :.. { 1. De Nitze. 2. De Oberländer. 3. De Kollmann. }
3° Appareils à lumière réfléchie.....
  { Urétrosocpes :.. { 1. De Grünfeld. 2. De Janet. }
}

TECHNIQUE......
{
1. Introduire le tube urétroscopique dans l'urètre avec son mandrin, le tout glycériné.
2. Retirer le mandrin.
3. Examen avec le photophore frontal.
4. Les rayons lumineux sont transmis à la paroi urétrale.
}

RÉSULTATS......
{
1° Fosse naviculaire... { Fente verticale.
2° Urètre bulbaire...... { Fente verticale noire, auréolée d'une zone claire.
3° Urètre membraneux. { Point noir central avec plis radiés rouges.
4° Urètre prostatique... { Saillie convexe du verumontanum avec lumière en croissant à concavité postérieure.
}

2. CATHÉTÉRISME CHEZ L'HOMME

I. — CATHÉTÉRISME EXPLORATEUR AVEC L'EXPLORATEUR A BOULE OLIVAIRE (1).

INSTRUMENTS... { Instruments souples en gomme terminés par une boule olivaire, conique, avec talon donnant par son milieu insertion à la tige qui est droite, fine et souple.
Boule n° 16 ou 18.

PRÉLIMINAIRES. {

1° Position à prendre pour l'opérateur.

2° Position à donner à l'opéré...... {
1. Malade dans le décubitus dorsal.
2. Siège surélevé par un coussin.
3. Genoux demi-fléchis, membres en rotation externe, talons se touchant.

3° Positions rares......... {
1. Malade en travers du lit, pieds sur des chaises; opérateur entre les jambes.
2. Malade debout, appuyé contre un mur.

TECHNIQUE. {

1er temps......... {
1. Prendre la sonde de la main droite par son pavillon.
2. La main gauche tient la verge, soit entre le pouce et l'index, soit entre le pouce et le médius.
3. Huiler la sonde, sauf le pavillon.
4. Tenir l'instrument parallèle au pli de l'aine.
5. Après avoir franchi la fosse naviculaire, appuyer le bec de l'instrument sur la paroi inférieure.
6. Ultérieurement, de la main gauche, on amène la verge sur la sonde en la ramenant de plus en plus sur la ligne médiane et sur l'abdomen, jusqu'à ce qu'on éprouve une sensation de glissement facile.

2e temps......... {
1. De la main droite, abaisser lentement le pavillon de la sonde entre les cuisses du malade, très bas.
2. La main gauche maintient la verge tendue.
3. S'il n'y a aucune résistance, on laisse la sonde s'avancer en quelque sorte d'elle-même, doucement et insensiblement, et bientôt la liberté de l'instrument montre que le col est franchi.

3e temps......... {
1. La vessie est vide d'urine : on ne doit pas alors manœuvrer la sonde avant d'avoir rempli cet organe d'eau tiède.
2. L'organe est plein :.... {
1. On conduit d'abord la sonde jusqu'à la paroi postérieure.
2. On l'arrête à la moindre résistance.
3. Puis on explore successivement, en revenant vers le col, les parois latérales, le bas-fond et la paroi supérieure.

DIFFICULTÉS ET DANGERS DU CATHÉTÉRISME.. {
1. Obstacles urétraux normaux :.... {
1. Au méat.
2. Au bulbe.
3. A la portion membraneuse.
2. Infection si l'on n'a pas suffisamment bien aseptisé les instruments. Les soins de propreté les plus grands sont de rigueur.
3. Valvules muqueuses.
4. Fausses routes.
5. Spasmes urétraux.

II. — AUTRES PROCÉDÉS DE CATHÉTÉRISME.

1. — PROCÉDÉ DIT DU TOUR DE MAITRE.

TECHNIQUE....... {
1. Au lieu de tourner la concavité de la sonde vers le ventre, on la tourne vers le bas.
2. Puis, quand le bec de l'instrument est au niveau de la symphyse des pubis, on fait exécuter à la sonde et à la verge un demi-tour pour ramener le pavillon vers l'aine droite et en haut.

II. — PROCÉDÉ AVEC LA SONDE DROITE OU PROCÉDÉ D'AMUSSAT.

TECHNIQUE....... {
1. On tient la verge entre le pouce et l'index gauche, dans une direction perpendiculaire au plan du ventre.
2. De la main droite, on introduit l'instrument dans le canal jusque dans la vessie.

(1) Il ne faut pas confondre le cathétérisme explorateur avec le cathétérisme évacuateur fait avec les sondes dures et non dans un but diagnostique, mais thérapeutique.

3. CATHÉTÉRISME CHEZ LA FEMME

I. — CATHÉTÉRISME A DÉCOUVERT.

TECHNIQUE ....
1. Malade couchée, cuisses écartées et jambes fléchies.
2. Se placer à droite de la malade.
3. Écarter les petites lèvres avec le pouce et le médius.
4. Avec l'indicateur, diriger la sonde dans le méat.
5. Abaisser légèrement le pavillon quand l'instrument a franchi la symphyse.

II. — CATHÉTÉRISME A COUVERT.

TECHNIQUE ....
1. L'index, en longeant la vulve, de la fourchette au vestibule, rencontre :
   1. Le vagin.
   2. La colonne antérieure.
   3. Le méat.
2. On peut encore porter le doigt du clitoris au méat, de haut en bas.

III. — CATHÉTÉRISME CHEZ LA FEMME ENCEINTE.

TECHNIQUE ....
1. Orifice très enfoncé sous les pubis.
2. Canal très oblique.
3. Il faut donc abaisser la sonde davantage.

VI. — PROSTATE

EXPLORATION DE LA PROSTATE

I. — EXPLORATEUR A BOULE OLIVAIRE.

BUT.............. Cet instrument est destiné à mesurer la *longueur de la portion prostatique.*

TECHNIQUE......
1. Pour cela, on introduit l'explorateur à boule par l'urètre, et on sent, après la traversée de l'urètre membraneux, que l'explorateur éprouve une résistance pour franchir le sphincter de la portion prostatique.
2. De même, nouvelle résistance pour franchir le col vésical.

RÉSULTAT.......
Ces deux sensations sont suffisantes pour mesurer l'urètre prostatique :
1. Distance normale = 3 à 4 centimètres.
2. Distance dans l'hypertrophie de la prostate = 6 à 15 centimètres.

Enfin, on peut encore, avec l'explorateur à boule, sentir la tuméfaction d'un des lobes prostatiques.

INDICATIONS....
1° Hypertrophie du lobe moyen..... Sensation de barre *transversale* à franchir au niveau du col vésical.

2° Hypertrophie des lobes latéraux... Déviations latérales du canal contournées par l'explorateur.

3° Hypertrophie des glandes sous-cervicales........ Il y a un ressaut après que l'instrument a franchi le col vésical.

II. — EXPLORATEUR MÉTALLIQUE COUDÉ.

AVANTAGE....... Il a sur l'instrument précédent l'avantage de renseigner sur la profondeur des rigoles et sur la grandeur des saillies prostatiques.

III. — MÉTHODE CYSTOSCOPIQUE.

INDICATIONS....
1. Elle est surtout précieuse dans les cas de calculs enchatonnés dans des cellules vésicales que cache l'hypertrophie du lobe moyen par exemple.
2. Elle renseigne également sur *l'hypertrophie annulaire du col.*

IV. — TOUCHER RECTAL.

TECHNIQUE.......
1. C'est peut-être le mode d'exploration le meilleur de la prostate, à condition de *vider* préalablement la *vessie,* pour y joindre, si besoin est, le palper sus-pubien.
2. Le doigt est introduit dans l'ampoule rectale recourbé en crochet vers la paroi supérieure et le malade étant en position obstétricale.

RÉSULTATS.......
On se renseignera ainsi sur :
1. Le degré d'hypertrophie de la glande.
2. La saillie respective des différents lobes.
3. La *consistance* de la prostate.

INDICATIONS....
Le toucher rectal est indispensable à faire toutes les fois qu'un malade entre pour *testicule tuberculeux,* car on se rend compte ainsi de l'extension du processus spécifique aux différents segments de l'appareil génital.

V. — EXAMEN MANOMÉTRIQUE DE DUCHASTELET.

INDICATIONS.....
1. Il est indispensable pour l'étude de la *contractilité vésicale.*
2. Dans le cas de *rétention chronique,* la contractilité *diminue* et les contractions deviennent brusques et courtes.

VII. — BOURSES, CANAL DÉFÉRENT ET PÉRINÉE

1. EXPLORATION DES BOURSES

TECHNIQUE......

Pour arriver à faire le diagnostic d'épanchement *séreux*, c'est-à-dire *transparent* dans une vaginale, on procède de la façon suivante :

1. D'une main on *énuclée* en quelque sorte la tumeur en la surélevant le plus possible.
2. L'autre main est appliquée verticalement au-dessus de la tumeur, le bord cubital directement sur elle, le tout faisant *écran*.
3. En arrière de la tumeur, une personne tient allumé un rat-de-cave qu'elle place *exactement* derrière la tuméfaction et le plus près possible.
4. Le médecin regarde de l'autre côté et d'un seul œil en modifiant la situation de la main-écran suivant l'arrivée de la lumière.
5. Dans le cas d'hydrocèle, on verra très nettement la *transparence*.
6. Au contraire, le champ resterait *noir* dans le cas d'hématocèle.

---

2. EXPLORATION DU CANAL DÉFÉRENT

TECHNIQUE......

1. On soulève la glande séminale.
2. On pince entre l'index et le pouce d'une main le cordon spermatique.
3. Avec un peu d'habitude, en le faisant glisser entre les deux doigts et dans les deux sens, on ne tardera pas à y reconnaître un conduit *dur et régulier* qui n'est autre que le canal déférent.
4. On peut même le sentir dans le canal inguinal, surtout s'il est malade (irrégularités, augmentation de volume), par la manœuvre employée dans la recherche d'une *pointe de hernie* (Voy. p. 83).

---

3. EXPLORATION DU PÉRINÉE

TECHNIQUE......

1. Pour bien explorer le périnée, le patient peut rester dans son lit, les jambes écartées ; c'est là un mode d'exploration insuffisant.
2. Il faut transporter le malade sur une table ou sur le bord de son lit et les jambes écartées, tenues par des aides, dans la position gynécologique.
3. On se rend ainsi bien compte de la coloration de la peau, de la tension et du bombement à ce niveau.
4. On explorera en outre le rectum par le toucher digital de l'urètre et le vagin.
5. Chez l'homme, il faudra relever les bourses.

IX. — ORGANES GÉNITAUX DE LA FEMME

I. TOUCHER VAGINAL

C'est lui qui permet de faire, sans même souvent avoir recours à l'examen au spéculum, presque tous les diagnostics obstétricaux.

Il a donc une grande valeur et nous le décrirons en détail.

I. — TOUCHER HABITUEL

(c'est-à-dire effectué dans le décubitus dorsal).

PRÉLIMINAIRES.

1° Asepsie du chirurgien...
1. Lavage *soigné* des mains.
2. Induire le ou les doigts d'un corps gras (huile ou vaseline).
3. Certains chirurgiens ne s'en servent pas et préfèrent toucher, les mains couvertes de mousse de savon (Poirier).

2° Position de la femme...
C'est la position dite obstétricale, c'est-à-dire couchée, bassin relevé, les jambes écartées.

TECHNIQUE........

1. On peut toucher avec un ou deux doigts, quelquefois même avec plusieurs.
2. On doit toucher aussi bien de la main droite que de la main gauche. (En principe, les lésions droites se toucheront avec la main droite, les gauches avec la gauche.)
3. On peut pratiquer le toucher mixte, vagino-rectal.
4. La femme étant en position, l'avant-bras de la main vaginale *doit être appuyé sur le drap de lit* par son bord cubital.
5. Commencer, avec deux doigts de l'autre main, par écarter les lèvres vulvaires : cela permet en même temps de s'assurer qu'il n'existe rien de ce côté (bartholinites, chancre, boutons d'ecthyma, tumeurs).
6. Pénétrer doucement jusqu'à ce que le doigt sente un plan résistant ; la main à ce moment est verticale, le pouce en haut vertical également.
7. La partie dure qu'on sent d'abord est le col.

8. État du col..
1. Le col est plus ou moins arrondi, et percé d'un trou en son centre.
2. Ce trou, régulier et punctiforme chez les nullipares, est béant, ouvert transversalement chez les multipares (museau de tanche).
3. Au contraire, un *col mou* devrait faire penser à une grossesse.
4. Rechercher en même temps si ce col est *lisse*, régulier ou *bosselé*, ces irrégularités et granulations pouvant être en rapport avec la tuberculose ou le cancer.

9. État de l'utérus......
1. Après avoir trouvé le col, il faut l'étudier.
2. Il faut s'assurer de l'état de l'utérus.
Autrement dit......
1. L'utérus est-il gros ?
2. L'utérus est-il mobile ?

L'UTÉRUS EST-IL GROS ?..........

1. Se rappeler qu'un utérus normal ne doit pas dépasser la symphyse.
2. Tout utérus qui ne répond pas à cette indication est un utérus hypertrophié.
3. On s'en rendra compte avec l'autre main, *abdominale* : c'est ce qu'on appelle le *toucher bimanuel*, lequel donne les renseignements les plus précieux dans les lésions utéro-annexielles de la femme.

4. Si l'on trouvait l'utérus gros, il faudrait penser :
1. A de la métrite simple parenchymateuse.
2. A la sclérose utérine (Richelot).
3. A un utérus *fibromateux*.

L'UTÉRUS EST-IL MOBILE ?........

Pour rechercher la mobilité, on procédera ainsi :

1. La main abdominale ne bougera pas.
2. Le doigt (index) de la main vaginale donnera quelques coups secs sur le col, de façon à le soulever et l'abaisser successivement.
3. Le fond du corps utérin ira ainsi frapper la main abdominale et ce ballottement vertical d'un utérus normal mobile est très facile à percevoir.
4. Si, au contraire, on ne pouvait mobiliser l'utérus sans occasionner de douleurs pour la malade, c'est qu'on aurait affaire à un utérus *adhérent*, par suite de crises antérieures d'inflammations pelviennes.

Il ne restera plus qu'à procéder à l'examen des culs-de-sac.

1. Pour cela, le doigt ayant repéré tout d'abord le col, il en fera le tour circulairement en passant successivement dans les quatre culs-de-sac antérieur, latéraux et postérieur.
2. Or, normalement ces culs-de-sac doivent être libres, c'est-à-dire que rien ne doit proéminer dans leur cavité et les faire disparaître.
3. Toute tumeur saillante dans un des culs-de-sac révélera donc une lésion de l'utérus ou des organes voisins.

C'est là ce qu'il nous reste maintenant à examiner.

CULS-DE-SAC.....

1° Cul-de-sac antérieur ou vésical........

1. Souvent on y sent une masse dure, lisse et unie : c'est la face antérieure d'un utérus tombé en antéversion, auquel cas le col, participant à la déviation utérine, sera trouvé en arrière, dans le cul-de-sac postérieur.
2. Au contraire, dans l'*antéflexion*, le doigt pourra pénétrer dans un sillon cervico-utérin, répondant à l'isthme du col et le col lui-même sera en position à peu près normale.
3. Exceptionnellement, on peut y sentir des tumeurs de l'abdomen, en particulier un cancer de la vessie ou une rate ectopiée et tombée dans le cul-de-sac vésico-utérin.
4. On sentira facilement une descente de vessie (cystocèle) ou une urétrocèle.

2° Cul-de-sac postérieur ou rectal.......

1. On peut y sentir également une masse dure, et, suivant qu'il y aura ou non *sillon*, on aura affaire à une rétroversion ou une rétroflexion utérine. Dans le premier cas, le col sera trouvé immédiatement plaqué contre la symphyse.
Ces déviations utérines pourront être adhérentes ou non.
2. On peut y sentir des masses dures, inégales, douloureuses : ce sont alors les annexes droite ou gauche prolabées et tombées dans le cul-de-sac postérieur où elles peuvent s'être fixées par formation d'adhérences séreuses, résultant d'une inflammation de voisinage.
3. Une masse douloureuse, lisse, rénitente, devra faire penser à une *hématocèle*, c'est-à-dire à la rupture d'une grossesse tubaire avec enkystement : cette lésion est justiciable de la colpotomie postérieure ou incision du cul-de-sac postérieur par le vagin.
Il s'en écoulera du sang ou du pus, s'il s'agit d'une hématocèle infectée secondairement. Rarement, on trouvera le fœtus.
4. Dans ce cul-de-sac, enfin, on sentira souvent des masses molles, s'écrasant sous le doigt. Ce sont des matières intestinales qui sont dans le rectum et qu'on chassera par un purgatif.
5. On sentira aussi une rectocèle.

3° Culs-de-sac latéraux.....

Leur étude est la plus importante, car ce sont eux qui révèlent l'état des annexes.
Normalement libres, on y peut sentir, par le toucher bimanuel, le cordon tubaire.
Au contraire, dans les cas d'annexite, de salpingo-ovarites suppurées ou simplement adhérentes, on sentira une masse, un empâtement douloureux et fixe. Rarement on sentira la fluctuation, sauf dans les cas de grosses collections.
Certains chirurgiens, dans ces cas d'annexites suppurées, ont proposé de faire la ponction vaginale.

II. — TOUCHER A COUVERT.

TECHNIQUE.......
1. Il peut se faire que, pour une raison ou pour une autre, chez certaines malades pusillanimes, le toucher ne soit permis qu'à condition de le faire *à couvert*, c'est-à-dire sans découvrir la malade.
2. Le cas se présente surtout dans la pratique de ville.
3. La même technique sera suivie, mais l'examen vulvaire ne pourra être fait.
4. On introduira tout le bras sous le drap de lit qu'on soulèvera et l'on touchera la malade *de bas en haut*, pour éviter tout attouchement du clitoris et jusqu'à ce que l'on sente une dépression où *le doigt pénètre de lui-même*.

III. — TOUCHER DEBOUT.

TECHNIQUE.......
1. La femme devra s'appuyer contre un corps dur et pencher le corps en avant.
2. Ce mode de toucher ne sera que rarement pratiqué.

IV. — TOUCHER EN POSITION LATÉRALE.

TECHNIQUE.......
1. C'est la position qu'on donne aux malades pour faire l'examen du rectum (Voy. p. 92).
2. La femme étend la cuisse inférieure, celle qui est sur le lit, et fléchit l'autre.
3. Bien que cette méthode soit employée couramment par les médecins américains et anglais, elle semble ne pas donner autant de renseignements que celle de la position dorsale.

V. — TOUCHER CHEZ LES VIERGES.

TECHNIQUE....
1. En principe, il faut éviter de le faire, bien qu'il soit possible, dans le plus grand nombre des cas, sans déchirer la membrane hymen.
2. L'orifice se dilatant, en effet, par l'effet d'une abduction forcée des cuisses, on peut y pénétrer avec un seul doigt, surtout avec le petit doigt, mais il ne faudrait le faire que dans des cas tout exceptionnels de gravité et du consentement de la malade.
3. Dans le cas contraire, on ferait le *toucher rectal*, qui peut fournir des renseignements (Voy. p. 93).

---

2. MÉTHODE DE TOUCHER VAGINO-ABDOMINAL

TOUCHER BIMANUEL ....
C'est la méthode de choix pour le diagnostic des lésions de l'appareil génital de la femme : c'est ce qu'on appelle la méthode du *toucher bimanuel* .... Pour cela, on pratique le toucher vaginal d'une main, pendant que l'autre main, appliquée sur l'abdomen, renvoie à ce doigt vaginal toutes les parties situées au-devant de lui, et l'on conçoit que cette perception entre deux doigts donne des résultats meilleurs que le toucher vaginal seul.

CATHÉTÉRISME ET PALPATION.
Dans certains cas, il est bon de combiner le cathétérisme utérin avec la palpation abdominale.

CURAGE DIGITAL DE L'UTÉRUS...
Enfin, dans les cas de rétention placentaire, où l'on fait le *curage digital de l'utérus*, la présence de la main abdominale sera d'un précieux secours si l'on veut éviter toute fausse manœuvre.

---

3. EMPLOI DU SPÉCULUM

HISTORIQUE...
1. Paul d'Égine.
2. Albucasis (invente le miroir réflecteur).
3. Franco, Ambroise Paré et Scultet (XVe siècle).
4. Récamier qui, en 1814, généralise son emploi dans les études gynécologiques.

VARIÉTÉS DE SPÉCULUMS...
- 1° **Spéculum de Cusco......** Le plus ancien et le plus employé.
- 2° **Spéculum de Collin......** A deux mouvements combinés ou à crémaillère.
- 3° **Spéculum de Vaucaire...** Ou spéculum à cuvette, permettant l'écoulement facile des liquides vaginaux par l'emploi d'une cuvette inférieure.
- 4° **Spéculum de Fergusson.** Ou spéculum cylindrique avec entonnoir à un bout et coupé en biseau au bout vaginal.
- 5° **Spéculum de Siredey....** Ou spéculum *fenêtré*, construit surtout pour les cas de bains locaux.
- 6° **Quelques modèles plus rarement utilisés......**
  1. Spéculum de Ricord à bout fermé.
  2. Spéculum trivalve de Charrière.
  3. Spéculum en cristal.
  4. Spéculum en buis pour cautérisation.
  5. Spéculum pour vierge, de dimensions très exiguës.

VALVES......
Rappelons, d'ailleurs, que l'emploi d'un instrument articulé, comme le spéculum, n'est pas indispensable pour l'examen.
Deux *valves* peuvent remplir le même but.
Les principales sortes de valves sont...
1. La valve large et courte de Richelot.
2. La valve avec anneau de traction.
3. La valve à angle mobile de Segond.
4. Les valves de Doyen de calibres différents.
5. La valve oblique.

REMARQUE....
Le spéculum univalve de Sims, si employé en Angleterre, est inférieur aux autres, parce qu'il exige l'assistance d'un aide.

TECHNIQUE....
1. Placer la femme en position dorsale, les jambes écartées et fixées à des branches métalliques montantes et incurvées pour les recevoir.
2. Écarter les lèvres vulvaires.
3. Introduire le spéculum *fermé et obliquement*.
4. Le pousser lentement, après l'avoir graissé, jusqu'au col, qu'on a repéré par un toucher vaginal préalable.
5. Redresser le col et écarter ses deux valves en l'élevant et l'abaissant suivant la position du col, pour que celui-ci vienne se placer convenablement.
6. On peut y arriver encore en ordonnant à la malade de pousser.

INDICATIONS..
1. Éclairage du col utérin.
2. Introduction des sondes utérines.

APPLICATIONS...
Très utile en gynécologie, dans l'étude des affections vagino-utérines, l'emploi du spéculum a été universellement adopté.

4. MÉTHODE D'EXPLORATION GYNÉCOLOGIQUE DE FREUND

DÉFINITION....... } C'est la méthode d'exploration dite *en position déclive*, par opposition à la méthode classique, en position *dorso-sacrée*.

HISTORIQUE... {
1. Freund (1880). Cet auteur l'appelait la *méthode de la suspension*.
2. Stroynowski (1891).
3. O. Beuttner (1897).
4. F. Jayle (1898).

INSTRUMENTS... {
1. Table spéciale, à bascule, les malades étant maintenues *par les épaules*, tête relevée.
2. L'opérateur fait son examen monté sur un escabeau.

AVANTAGES.. } Tous les organes abdominaux son refoulés vers le diaphragme, comme dans la position de Trendelenburg, ce qui permet de mieux explorer le petit bassin.

---

5. TECHNIQUE DE L'INJECTION INTRA-UTÉRINE EXPLORATRICE

TECHNIQUE.... {
1. Elle peut être faite sur une table de spéculum ou dans le lit de la malade, après soins antiseptiques préalables du vagin.
2. On introduit deux doigts de la main gauche jusque dans le col utérin.
3. La canule est vide d'air et on la glisse sur les deux doigts, pénétrant ainsi jusqu'à l'orifice interne.
4. On retire ensuite la main.
5. On applique la main sur le ventre, pour mieux sentir la sonde dans l'utérus.

VARIÉTÉS DE SONDES.. {
1. Dilatateur injecteur de Segond.
2. Dilatateur injecteur de Reverdin.
3. Dilatateur injecteur de Jayle.
4. Dilatateur injecteur de Doléris, le plus fréquemment employé.
5. Sonde à double courant de Collin.

---

6. CATHÉTÉRISME UTÉRIN EXPLORATEUR

PRINCIPE
> Le cathétérisme de l'utérus devra toujours être fait avec une grande prudence, car il pourrait, maladroitement pratiqué dans un utérus gravide, provoquer un avortement.
>
> Il faut donc avoir comme principe :
> 1. De bien examiner la femme au point de vue *grossesse*.
> 2. D'agir toujours très prudemment.

INSTRUMENTS
- **I. Sondes molles.** | On se servira surtout de la sonde de Sims.
- **II. Sondes rigides.** | Ce sont des tiges métalliques avec curseur : on les appelle des *hystéromètres*. Les principaux sont :
  1. L'hystéromètre de Valleix, le plus connu.
  2. L'hystéromètre de Simpson.
  3. L'hystéromètre de Collin.
  4. L'hystéromètre de Sims.
  5. Le cervimètre de Assaky.
- **III. Spéculum intra-utérin de Collin.** | Il pourra quelquefois rendre des services.

MÉTHODES

I. Hystérométrie sans spéculum
1. C'est le doigt introduit dans le vagin qui conduit la sonde.
2. Désinfection préalable du vagin.
3. Ne jamais déployer de force.
4. L'hystéromètre entre en général facilement; il n'y a qu'à le laisser glisser; toutefois, on éprouvera toujours une petite résistance au niveau de l'isthme.
5. Dans les cas de déviations utérines, on inclinera le bec de l'hystéromètre soit en haut, soit en bas, et si par hasard, au moment de franchir l'isthme, il s'en écoulait un peu de sang, il ne faudrait pas s'en effrayer; c'est qu'on aurait fait une petite érosion à la muqueuse enflammée.

II. Hystérométrie avec spéculum
Cet instrument facilite l'introduction première, car il permet de bien voir le col et son orifice; mais la valve supérieure gêne le plus souvent.

III. Hystérométrie avec une seule valve
Nous croyons que la méthode de choix est la suivante :
1. Elle consiste à se servir d'une seule valve longue et large qu'on appliquera sur la cloison recto-vaginale de manière à déprimer le périnée. On apercevra ainsi très facilement le col et son orifice.
2. Cela fait, on saisira la lèvre antérieure du col avec une pince à griffes assez loin de la muqueuse pour éviter un effritement, si fréquent dans les cas de métrites cervicales.
3. Un aide tiendra la valve, l'opérateur la pince de la main gauche.
4. Puis il attirera l'utérus à lui, et facilitera ainsi, muni de ce point d'appui, l'introduction du cathéter.

IV. Position génu-pectorale
Il ne sera qu'exceptionnellement pratiqué.

V. Cathétérisme chez les vierges.
Dans ces cas, le doigt indicateur sur lequel glissera la sonde est introduit dans le rectum.

VI. Cathétérisme et palpation abdominale
La main abdominale perçoit l'extrémité du cathéter introduit dans l'utérus et peut ainsi éviter certains accidents.

VII. Règles de Lutaud pour l'emploi des sondes rigides
1. Quand il faut apprécier la capacité d'une cavité utérine dilatée.
2. Quand il faut communiquer des mouvements de totalité à l'utérus.
3. Quand on veut découvrir une tumeur pédiculisée de la surface interne.
4. Quand on veut préciser la place qu'occupe l'utérus englobé dans une tuméfaction.

INDICATIONS	1. Toutes tumeurs intra-utérines. 2. Les lésions de la muqueuse utérine. 3. Dimensions de la cavité utérine (agrandissement, dans le cas de fibromes). 4. Déviations utérines.
ACCIDENTS	1. Le plus grave est la *perforation de l'utérus*, qui toujours a lieu au niveau de son fond. 2. C'est surtout dans les utérus friables, c'est-à-dire les *utérus puerpéraux*, qu'il faudra redoubler de prudence.

---

7. MÉTHODE DE FIXATION ET D'ABAISSEMENT DE L'UTÉRUS

INDICATIONS ....,	Toutes les fois qu'on veut faire des manœuvres exploratrices dans le corps utérin.
INSTRUMENTS ...	Pinces érignes à 1, 2 ou 3 dents : 1. Pince de Museux. 2. Pince tire-balle américaine.
TECHNIQUE	1. Dilater le vagin, à l'aide de deux valves tenues par un aide. 2. Pincer l'utérus au niveau d'une des lèvres du col, antérieure ou postérieure. 3. Ainsi fixé, l'utérus est immobilisé. 4. On peut alors facilement l'abaisser.
REMARQUE	Il ne faut pas craindre de prendre beaucoup dans le pincement, car une traction forte déterminerait la déchirure du col.

---

8. CURETTAGE EXPLORATEUR

INDICATIONS	Toutes les fois qu'on est en présence de cas mixtes embarrassants, et où le diagnostic reste hésitant entre un cancer ou une métrite banale.
INSTRUMENTS ...	Bistouri et pince.
TECHNIQUE	A. S'il s'agit du col...... On excisera directement un petit coin de col pour le faire examiner histologiquement. B. S'il s'agit du corps ...... On fera un véritable curettage et ce sont les parties ainsi extraites qu'on examinera.
ACCIDENTS	Un écoulement sanguin trop persistant pourrait s'arrêter par attouchement au thermocautère.

---

9. TOUCHER INTRA-UTÉRIN

INDICATIONS.....
- 1. Végétations.....................
- 2. Tumeurs......................... } De la muqueuse utérine.
- 3. Saillies anormales.............

TECHNIQUE.

1. On ne peut pas *normalement* pénétrer dans un utérus, à cause du resserrement du col au niveau de l'isthme.

2. Il faut donc procéder auparavant à sa dilatation, et pour cela divers moyens sont à notre disposition :

I. Méthodes sanglantes........
- 1. Débridement latéral (incision de 1 centimètre environ).
- 2. Incision bilatérale complète du museau de tanche (avec les ciseaux spéciaux de Kirchenmeister).

II. Méthodes non sanglantes.......

1° Dilatation lente par des laminaires (Sloan, 1862),....
- 1. Ces laminaires sont de plusieurs calibres et on peut leur donner les inflexions en rapport avec la direction de la cavité utérine préalablement hystérométrisée.
- 2. Elles jouissent de la propriété de se gonfler et d'augmenter beaucoup de volume en présence de l'humidité (dans la proportion de 1 à 6 ou 8), et le plus souvent, quand on retire la laminaire, on remarque un étranglement au niveau du col.
- 3. Un fil de prudence est fixé au pôle inférieur de la tige.

Mode d'emploi....
- 1. Mettre la femme en position dorso-sacrée.
- 2. Usage des valves après lavage antiseptique.
- 3. Saisir le col avec une pince de Museux.
- 4. La laminaire vaselinée et tenue au bout d'une pince à pansements est introduite lentement et doucement.
- 5. La retirer le lendemain matin.

2° Divulsion.....
- 1. C'est une méthode beaucoup plus rapide et immédiate.
- 2. On se sert pour cela du dilatateur de Sims, d'Ellinger ou de Collin, dont on éloigne progressivement les deux branches.

3° Dilatation immédiate progressive......
On se sert pour ce faire de bougies dilatatrices de Hégar, dont on augmente progressivement le calibre.

CONCLUSION......
- 1. Une fois le col dilaté, on peut introduire le doigt dans l'utérus, et l'on y joindra la palpation hypogastrique.
- 2. On terminera toujours ce palper par une injection intra-utérine.

ACCIDENTS.........
Hémorragie abondante : on ferait des injections intra-utérines très chaudes d'eau à 45 ou 50°, ou même on tamponnerait directement la cavité utérine à la gaze iodoformée.

X. — MEMBRES

I. — MENSURATION DES MEMBRES

1. MENSURATION EN LARGEUR

INDICATIONS.....
- 1. Fractures.
- 2. Luxations.
- 3. Atrophie.

PRÉLIMINAIRES.
- 1. Nécessité de prendre de bons points de repère.
- 2. Placer bien symétriquement les deux membres.

POINTS DE REPÈRE.....

I. Membre supérieur..
- 1. Angle postérieur de l'acromion.
- 2. Épicondyle.
- 3. Épitrochlée.
- 4. Apophyses styloïdes radiale et cubitale.

II. Membre inférieur...
- 1. Épine iliaque antéro-supérieure.
- 2. Condyles fémoraux.... } Au niveau de leur ligne
- 3. Plateaux tibiaux....... } articulaire.
- 4. Tête du péroné.
- 5. Tubérosité antérieure du tibia.
- 6. Malléoles.

INSTRUMENT..... Mètre-ruban.

TECHNIQUE....... Marquer d'un trait d'ongle les saillies osseuses ou lignes articulaires.

REMARQUE....... Cette méthode donne également de bons résultats dans la mensuration en épaisseur des membres (mesure en trois endroits des segments de membre).

2. MENSURATION EN LONGUEUR

INSTRUMENT..... *Ruban métrique.*

INDICATIONS..... La mensuration en longueur acquiert une grande importance dans les fractures, résections, etc.

CONDITIONS ...... Elle suppose deux choses préalables :...
- 1. De bien placer les deux membres supérieurs ou inférieurs en parfaite symétrie (Voy. p. 13).
- 2. De choisir des points de repère fixes : ces points de repère sont des points osseux (saillies ou apophyses).

II. — EXPLORATION DES SYSTÈMES ORGANIQUES DES MEMBRES

1. EXPLORATION DU SYSTÈME OSSEUX

ÉTAT NORMAL... { Les os en général se caractérisent par leur surface lisse et régulière, abstraction faite des saillies osseuses normales, formées par les insertions musculaires ou ligamenteuses.

ÉTAT PATHOLOGIQUE.

Mais on rencontre en clinique un certain nombre d'apophyses anormales, quelquefois d'interprétation difficile et qu'il importe de bien connaître...

1° **Lésions osseuses rachitiques..**
1. Front olympien.
2. Chapelet costal.
3. Genu valgum.
4. Coxa vara.
5. Tibia contourné.

2° **Saillie osseuse au niveau du creux sus-claviculaire.......** } Il s'agit le plus souvent d'une 7° côte cervicale.

3° **Saillie osseuse en dedans de la moitié inférieure du bras..** } Il s'agit de l'apophyse sus-épitrochléenne, bien étudiée par Testut au point de vue chirurgical.

4° **Exostose au niveau des cartilages dia-épiphysaires..** } Il s'agit d'*exostoses ostéogéniques de croissance*, bien étudiées par M. Duplay et qu'on peut enlever chirurgicalement.

5° **Tuméfaction dure au niveau d'anciens ulcères ou de plaies qui n'ont guéri qu'après un très long temps..............** } Il s'agit d'hyperostoses chroniques, bien étudiées par Reclus.

6° **Lésions osseuses anomaliques ou professionnelles...** } *Exemple :* Exostoses professionnelles des meuniers de Destot et Dor (de Lyon). Elles siègent à la face externe de la tête du premier métacarpien.

2. EXPLORATION DU SYSTÈME MUSCULAIRE

INSPECTION.......
1. Normalement, certains groupes de muscles dessinent une saillie à l'extérieur : cette dernière disparaît dans l'atrophie.
2. Un bombement partiel le long d'un muscle ou d'un groupe de muscles est en rapport avec une déchirure de l'aponévrose et hernie secondaire.

PALPATION.......
1. Ne jamais chercher la fluctuation au niveau d'un muscle dans le sens de la longueur de ses fibres, car les faisceaux musculaires juxtaposés donnent normalement l'illusion de la fluctuation. Toujours la chercher dans le sens *transversal*. (La remarque est importante pour le muscle pédieux.)
2. Chercher toujours, dans le cas de chute avec ou sans fracture, la douleur au niveau des *points d'insertion*, des *points d'attache* du muscle sur l'os, car c'est dans ces cas qu'on observe des arrachements avec ou sans portion d'os.
3. Pour savoir si une tumeur de la région étudiée est intra- ou extra-musculaire, on se base sur la mobilité ou l'immobilité de la tumeur pendant la contraction du muscle.
4. Pour cela, on fait contracter le muscle par des mécanismes différents, en rapport avec la physiologie de chacun d'eux.

Ainsi : .....
1. Pour le sterno-mastoïdien, on fera brusquement tourner la tête du côté opposé,
2. Pour les adducteurs, on mettra le membre inférieur en abduction et on ordonnera au malade de le ramener en adduction pendant qu'en tirant sur le genou en sens contraire, on cherchera à limiter le mouvement.

---

3. EXPLORATION DE LA FORCE MUSCULAIRE

INSTRUMENTS...
1. Elle se mesure à l'aide d'appareils spéciaux, appelés *dynamomètres*, dont les principaux sont :........
  1. Le dynamomètre à deux aiguilles.
  2. Le dynamomètre de Sédillot.
  3. Le dynamomètre de Duchenne (de Boulogne).
  4. Le dynamomètre universel d'Axenfeld, modifié par le Dr Onimus.
2. Le dynamomètre à une ou deux aiguilles est le plus souvent employé.
3. Il est formé d'une tige plate d'acier de forme elliptique et à l'intérieur de ce long anneau est une demi-circonférence graduée sur laquelle se déplace une aiguille, les deux parties constituantes de l'instrument étant solidaires.

TECHNIQUE.......
On ordonne au malade de serrer l'anneau dans sa main et l'on voit le degré d'arrêt de l'aiguille.

INDICATIONS.....
Cette recherche peut avoir une certaine importance ...
1. Au cours des maladies du système nerveux frappant d'atrophie des groupes musculaires.
2. Dans la convalescence de maladies graves.
3. A la suite de laborieuses interventions chirurgicales.

4. EXPLORATION DU SYSTÈME CIRCULATOIRE (Milian)

I. — EXPLORATION DU CŒUR.

PALPATION ....
- 1° Choc violent au niveau de la région précordiale............ } Hypertension.
- 2° Choc mou.... | Hypotension.

AUSCULTATION..
- 1° Bruits sourds. | Affaiblissement du myocarde.
- 2° Bruits éclatants (galop). } Hypertrophie.

II. — EXPLORATION DU POULS.

I. — MÉTHODE ORDINAIRE.

PALPATION ....
- 1° Pouls petit, faible, rapide. } Hypotension.
- 2° Pouls fort, lent.......... } Hypertension.

II. — MÉTHODE DE HUCHARD.

PALPATION ....
- 1° A l'état normal..... { Le nombre des pulsations dans la position debout est supérieur de 8 ou 10 à celui des pulsations dans la position couchée.
- 2° Chez l'hypotendu... { Cette différence s'accentue.
- 3° Chez l'hypertendu.. { 1. Cette différence s'efface. 2. Elle peut même revêtir le type inverse.

III. — MÉTHODE GRAPHIQUE.

INSTRUMENTS...
- 1. Elle a pour base le *sphygmomanomètre*.
- 2. Le type est le *sphygmomanomètre de Potain*. C'est un manomètre gradué en millimètres de Hg et muni d'un tube en caoutchouc, terminé par une poire. Au milieu est un ajutage de verre en forme de T, muni d'une poire (poire insufflatrice) et d'un robinet pour la communication avec l'air extérieur.
- 3. Or, quand l'appareil est plein d'air et gonflé, la plus légère pression en un point se traduit par un déplacement de l'aiguille du manomètre.

TECHNIQUE.......
- 1. L'avant-bras du malade est sur le lit, la face antérieure regardant du même côté que le médecin, c'est-à-dire en avant : on a ainsi le pouls sous la main.
- 2. Puis on comprime l'artère radiale avec la première poire *jusqu'à disparition des battements* de l'artère, ce dont s'assurent les doigts inoccupés de l'autre main.
- 3. Or, la pression employée pour obtenir cette disparition, transmise par le grand tube de caoutchouc, est marquée par l'aiguille du sphygmomanomètre.

RÉSULTATS.......
- A. Sujet normal. | Tension = 16 à 17.
- B. Sujet pathologique.
  - I. Hypotension.
    - 1. Tuberculeux.
    - 2. Fiévreux grave.
    - 3. Cirrhotique.
    - 4. Hémorragies abondantes.
    - 5. Brightique.
  - II. Hypertension
    - 1. Artério-sclérose.
    - 2. Grossesse.

CAUSES D'ERREUR...
- 1. Elles ont lieu surtout sur les poignets trop gras ou trop maigres.
- 2. Ne pas comprimer trop fortement (agir par tâtonnements successifs).
- 3. Le pouls filiforme se prête mal à l'exploration.
- 4. Examiner toujours le malade dans la même position.

III. — EXPLORATION RÉGIONALE DES MEMBRES

I. — MEMBRE SUPÉRIEUR

I. EXPLORATION DE L'ÉPAULE

TRAUMATISMES. — Un malade, qui vient de tomber ou d'être frappé à l'épaule, peut avoir : 1. Une contusion. 2. Une luxation. 3. Une fracture.

MISE EN POSITION DU MALADE. — Le malade sera assis et le chirurgien se mettra très en avant de lui, en jugeant de la difformité par comparaison avec le côté sain.

DIAGNOSTIC.

I. Contusion — 1. Il y a bien de la douleur, mais pas de disparition des rapports normaux. 2. Les méplats, saillies, etc., existent encore.

II. Luxation — L'une des plus fréquentes est la sous- et intra-coracoïdienne : 1. Le malade penche alors du côté malade. 2. L'axe du bras est oblique en dedans et en haut. 3. Il n'y a plus de saillie deltoïdienne, mais à sa place un méplat. 4. Enfin on voit et on sent une saillie sous la clavicule : c'est la tête humérale.

III. Fractures — 1. De la clavicule au tiers externe. | Facile. 2. De l'humérus, au niveau du col chirurgical : La position du bras est caractéristique : tandis que le haut reste vertical, les deux tiers inférieurs sont obliques en dedans et en haut, faisant avec le fragment supérieur un angle très obtus ouvert en dehors. On s'en rend surtout bien compte en regardant en arrière. En outre, il y a une mobilité extrême du bras.

2. EXPLORATION DE L'AISSELLE

PRÉLIMINAIRES.
1. Se placer en face du malade ; assis, chirurgien et patient.
2. Faire appuyer la main du côté malade sur l'épaule du chirurgien.

MODE D'EXPLORATION.

1. Ganglions.... { Tourner la pulpe des doigts du côté du thorax et explorer le plus haut possible.

2. Luxation.... | Explorer la partie externe d'abord.

3. Fractures....
1. Explorer la tête.
2. Dans ces deux derniers cas, donner au bras une abduction forcée, en prenant le coude du patient qu'on écartera du tronc.

4. Lésions musculaires. { Explorer avec deux doigts le bord inférieur du grand pectoral qu'on pincera facilement.

---

3. EXPLORATION DU COUDE

ANATOMIE........

Elle est basée sur la connaissance anatomique des trois points : ..
1. Olécranien (médian)
2. Épitrochléen.. 3. Épicondylien.. } Latéraux....... { 1. Interne. 2. Externe.

1. Dans l'extension complète de l'avant-bras, ces trois points sont sur une même ligne droite.
2. La ligne articulaire, au contraire, est oblique en bas et en dehors.
3. L'olécrâne est un peu plus rapproché de l'épitrochlée.
4. Dans la flexion sur le bras, les trois points précédents forment un triangle à point olécranien inférieur.
5. L'olécrâne dans cette position est à égale distance des deux autres points.

---

4. EXPLORATION DU POIGNET

PRÉLIMINAIRES.

1. Pour reconnaître l'apophyse styloïde radiale.......
1. On met la main légèrement en abduction.
2. Puis on met le bout du doigt dans la tabatière anatomique en tournant l'ongle vers le radius.
3. Puis on monte à la rencontre de cette saillie osseuse qu'on trouve alors facilement.

2. Pour reconnaître l'apophyse cubitale....
1. Moins saillante.
2. Il faut suivre de l'ongle le bord interne du poignet, en remontant ou en descendant.

ÉTUDE COMPARATIVE... { Normalement, chez l'adulte, l'apophyse styloïde radiale descend de 5 à 8 millimètres plus bas que l'apophyse styloïde cubitale.

INTERLIGNE ARTICULAIRE. { Il répond à une circonférence reliant le sommet des deux apophyses styloïdes avec flèche de 1/2 centimètre et concavité inférieure.

RECHERCHE DU COL DU GRAND OS.....
1. Recherche du pli cutané inférieur du poignet (répondant en avant au talon de la main).
2. Réunir ses deux extrémités sur la face dorsale du poignet.
3. La ligne passe sur le col du grand os.

II. — MEMBRE INFÉRIEUR

1. EXAMEN D'UNE HANCHE COXALGIQUE

Chaque fois que l'on soupçonnera une coxalgie, en dehors de l'étude des signes fonctionnels, on procédera à l'examen physique suivant :

RECHERCHE DU DEGRÉ DE FLEXION......

1° Flexion en avant......
1. On fera lentement fléchir la cuisse sur l'abdomen, en maintenant le membre plié près du genou.
2. Alors que normalement la face antérieure de la cuisse vient toucher la peau du ventre, chez le coxalgique cette flexion est plus ou moins *limitée*, faisant avec le plan de l'abdomen un angle de 30-90°. On a donc une flexion incomplète.

2° Flexion en arrière....
1. Une fois la flexion en avant recherchée, on fera coucher le sujet sur le ventre ; puis, une main appliquée sur la région lombaire maintiendra le bassin absolument fixe.
2. De l'autre main, on saisira les jambes qu'on essaiera de fléchir sur le dos.
3. Il est clair que normalement cette flexion n'est pas grande ; mais elle est considérablement diminuée dans le cas de coxalgie, surtout de coxalgie suppurée avec abcès (par défaut d'élasticité du psoas).

RECHERCHE DU DEGRÉ D'ABDUCTION.
1. On fera fléchir à 45° la jambe sur la cuisse et celle-ci sur le bassin.
2. Alors que normalement la cuisse se laisse dévier en dehors presque jusqu'à venir dans le même plan, chez le coxalgique cette abduction est *très limitée* (45° environ), et, si l'on veut forcer, ce n'est plus la cuisse qui vient, mais le *bassin tout entier*.
3. Aussi est-il bon, pratiquement, dans cette recherche du degré d'abduction, de maintenir, avec l'autre main appliquée sur l'os iliaque, le bassin du côté opposé.

---

2. RECHERCHE DE LA LIGNE DE NÉLATON

INDICATIONS...... La recherche de cette ligne est capitale dans le diagnostic de la coxalgie avec luxation.

POSITION DU MALADE.......... On fait placer le malade légèrement du côté opposé à celui qu'on explore.

TECHNIQUE. .....
On cherche, ce qui est facile :
1. L'épine iliaque antéro-supérieure.
2. La saillie ischiatique, plus difficilement perceptible à cause de la saillie de la fesse ; mais, comme il s'agit en général de sujets maigres, on n'est que peu gêné en général.

Or la ligne *droite* idéale rejoignant ces deux points, tracée à travers le bassin, doit normalement passer par le centre de la tête fémorale.
Si, au contraire, il y a luxation, voici ce qu'on observe :
Le grand trochanter est *remonté* et forcément au-dessus de cette ligne.
Voici le mode d'exploration :
La main gauche repère des pulpes du médian et du pouce les deux points précédents d'une hanche droite, par exemple :
De la main droite on explore la face externe de la cuisse, et par conséquent du fémur, en suivant lentement de bas en haut toute cette face externe.
Arrivé au niveau du bord supérieur du grand trochanter, le doigt tombe, il chute et sent nettement une dépression : le grand trochanter est dépassé.
Or il est facile de voir si la ligne de Nélaton, définie comme nous l'avons dit, rencontre le bord supérieur du grand trochanter (normal), ou au contraire si ce dernier est bien au-dessus d'elle.
On peut même, par ce procédé, mesurer le degré de la luxation.

3. EXPLORATION DU GENOU

POSITION DU MALADE..........
1. En décubitus dorsal, tête basse et talon élevé par un coussin.
2. Lui recommander de ne pas se contracter.
3. Découvrir l'autre membre pour la comparaison.

INSPECTION......
1. Disparition des méplats normaux par distension liquide.
2. Épaississement des culs-de-sac, surtout le cul-de-sac sous-quadricipital.
3. Changements de coloration de la peau.

PALPATION......
1. Choc rotulien (Voy. p. 16).
2. Fausse fluctuation des fongosités.
3. Pour apprécier l'empâtement du cul-de-sac sous-quadricipital, le saisir de deux doigts de la main et le soulever en en appréciant l'épaisseur.
4. Étude de l'appareil ligamenteux :
   1. Douleur au niveau des points d'attache des ligaments.
   2. Recherche des mouvements de latéralité, nuls à l'état normal.
   3. Pour les obtenir, on immobilisera la cuisse d'une main, pendant que de l'autre on saisira la jambe à qui on imprimera des mouvements de droite et de gauche et réciproquement.
   4. Recherche de l'amplitude des mouvements physiologiques (flexion, extension).
   5. Détermination de l'interligne articulaire :
      1. Jambe étendue sur la cuisse : l'interligne répond à une ligne située un peu au-dessus du sommet de la rotule.
      2. Jambe légèrement fléchie : une ficelle menée horizontalement en arrière, au-dessous du sommet de la rotule, répond à l'interligne.

---

4. EXPLORATION DU CREUX POPLITÉ

POSITION DU MALADE..........
1. Le malade sera en décubitus ventral.
2. Les jambes devront dépasser le plan du lit pour qu'elles soient bien étendues sur la cuisse.

TECHNIQUE....... On fera successivement l'exploration en extension et en flexion.

5. EXPLORATION DU COU-DE-PIED

INDICATIONS.... — Chaque fois qu'on se trouve en présence d'un malade qui, à la suite d'une chute ou d'un faux pas, présente une lésion du cou-de-pied ou des parties voisines (région métatarsienne, région sus-malléolaire), on procédera à l'étude physique de la manière suivante :

POSITION DU MALADE..........
1. Le malade sera rapproché du bord du lit, la jambe malade en abduction.
2. L'une des mains du chirurgien saisit la jambe, l'autre le pied.
3. On cherchera successivement : . — 1. L'entorse. 2. La fracture.

DIAGNOSTIC.

A. Entorses......

I. Entorse tibio-tarsienne...
1. On fera fléchir et étendre successivement le pied sur la jambe en étudiant le degré de mobilité.
2. Dans le cas d'entorse, on déterminera une *douleur extrêmement vive* en appuyant sur l'insertion antérieure du *ligament péronéo-astragalien antérieur*, dit pour cette raison *ligament de l'entorse* : elle est environ à 3 centimètres en avant et un peu en dedans de la pointe de la malléole externe.

II. Entorse médio-tarsienne......
1. L'une des mains saisira l'arrière-pied, l'autre l'avant-pied, et toutes deux chercheront à imprimer des mouvements de va-et-vient dans le sens transversal.
2. On déterminera ainsi de la douleur dans le cas d'entorse.

B. Fractures......

1° Fracture sus- et bi-malléolaire de Dupuytren .
1. Coup de hache avec saillie en avant de l'extrémité inférieure du bout supérieur.
2. Déviation du pied en valgus.
3. Quelquefois rétrodéviation du pied.

2° Fracture classique du péroné......
1. Douleur très nette, en un point précis, à 6 centimètres environ de la pointe de la malléole externe.
2. Pas de déplacement le plus souvent.
3. Mobilité latérale facile à obtenir.
4. Enfin, douleur à distance dans la pression bipolaire. Voici comment on étudie ce signe :........ — Quand on détermine une pression forte au niveau de la tête du péroné et qu'il y a fracture classique au tiers inférieur, on réveille immédiatement une douleur quelquefois vive au point fracturé.

3° Fracture malléolaire.
1. Il s'agit le plus souvent d'un arrachement ligamenteux.
2. On observe alors un empâtement à ce niveau, une douleur *localisée* très nette et le *ballottement de l'astragale*.

4° Fractures de l'astragale et des autres os du tarse, plus difficiles à diagnostiquer ..
On se trouvera bien pour elles d'une étude radiographique.

6. EXPLORATION DU PIED (EXPLORATION DE L'INTERLIGNE TARSO-MÉTATARSIEN)

Elle est rendue facile par le peu d'épaisseur des parties molles au niveau du dos du pied.

I. — EXPLORATION AU RUBAN MÉTRIQUE.

TECHNIQUE
1. Mesurer la distance qui sépare le bout du petit ou du gros orteil du profil postérieur du talon.
2. Plier le ruban en deux.
3. On a ainsi le milieu.

II. — EXPLORATION DIGITALE.

TECHNIQUE.

1° Bord externe...
1. Chercher, ce qui est facile, en promenant le doigt le long du bord externe du pied, la tubérosité très saillante du 5e métatarsien.
2. Mener une ligne transversale à deux travers de doigt en avant d'elle.
3. Cette ligne tombe en dedans sur le tubercule du 1er métatarsien.

2° Bord interne...
Recherche du tubercule du 1er métatarsien.
1. On le sent facilement sur un pied normal.
2. Le pouce fléchi se place sous le bord interne du métatarsien, puis l'ongle, se dirigeant en arrière, en glissant sous le bord interne de l'os, rencontre le tubercule et tombe dans le fossé articulaire.
Plus en arrière, le pouce rencontre :
3. Une éminence vague de 2 centimètres : c'est la base du 1er cunéiforme.
4. Le creux de l'articulation scapho-cunéenne.
5. La saillie scaphoïdienne.
6. Le creux astragalo-scaphoïdien :
   α. Vide dans le varus.
   β. Plein (par la tête astragalienne) dans le valgus.

CONCLUSION.

1° Ligne joignant le milieu des bords interne et externe...
Elle représente l'interligne tarso-métatarsien ou interligne de Lisfranc.
C'est en réalité une ligne brisée dont voici les brisures, en allant de dehors en dedans :
1. Oblique d'arrière en avant au niveau du 5e.
2. Moins oblique au niveau du 4e.
3. Horizontale au niveau du 3e.
4. Enfoncée de 8 millimètres en arrière au niveau du 2e.
5. Très oblique d'avant en arrière et de dehors en dedans au niveau du 1er métatarsien.

2° Ligne transversale allant du tubercule du scaphoïde à un point situé à un travers de doigt en arrière de la tubérosité du 5e,
Elle représente l'interligne médio-tarsien.

IV. — EXPLORATION DES MEMBRES DANS LES FRACTURES

1. EXPLORATION D'UN MEMBRE FRACTURÉ

TECHNIQUE......

Chaque fois qu'on amène un malade atteint probablement de fracture, il faut dans l'examen physique se conformer aux principes suivants :

1. Apporter la plus grande prudence et douceur dans les manœuvres d'exploration.
2. Effleurer légèrement de la main le membre atteint avant d'y rechercher les signes fournis par une palpation profonde.
3. Chercher le point de douleur maxima en pressant à l'aide du pouce sur la continuité de l'os, et en allant des parties supposées saines vers la région malade. Procéder ainsi dans les deux sens.
4. Rechercher la crépitation osseuse, déterminée par le frottement des deux surfaces fracturées, en jouant alternativement des deux pouces appliqués respectivement sur les deux portions de l'os près du trait de fracture.
5. Si possible, dans un dernier temps, rechercher la mobilité anormale en saisissant les deux portions de l'os des deux mains et en essayant de les déplacer toutes deux en sens contraire ; on obtient alors, dans le cas de fracture, une sensation qui ne trompe pas.

---

2. RADIOGRAPHIE DANS LE DIAGNOSTIC DES FRACTURES

I. — FRACTURES SIMPLES.

INDICATIONS.....
1. Nombre des fragments.
2. Leur position.
3. Leur forme.
4. Leur degré de chevauchement.

TECHNIQUE.......
Prendre deux épreuves radiographiques.
1. L'une de face.
2. L'autre de profil.

RÉSULTATS......
Ils ont été surtout appréciables dans les fractures suivantes :....
1. Fractures de l'extrémité supérieure de l'humérus.
2. Fractures de l'extrémité inférieure du radius.
3. Fractures des os du carpe.
4. Fractures sus-malléolaires.
5. Fractures de l'astragale.
6. Fractures des métatarsiens.

En résumé, elle nous renseigne surtout sur les fractures des petits os, moins accessibles à l'exploration clinique, et aux portions d'os voisines des articulations.
Enfin, elle permet également l'étude du *cal*.

II. — FRACTURES COMPLIQUÉES.

RÉSULTATS.......
Elle favorise la recherche des esquilles et montre la présence de corps étrangers.

XI. — OBSTÉTRIQUE

1. MODE D'EXPLORATION D'UN UTÉRUS GRAVIDE

INTERROGA-TOIRE........... { Quand on soupçonne une grossesse, il faut d'abord interroger la malade dans ce sens (signes fonctionnels). Voici maintenant ce qu'on retire des différents modes d'examen physique.

INSPECTION...... {
1. Masque (surtout au niveau du front).
2. Aréole au niveau du mamelon avec les tubercules de Montgomery.
3. Écoulement de colostrum par le mamelon.
4. Ligne brune médiane sous-ombilicale.
5. Augmentation du volume du ventre.

PALPATION...... {
1. Tumeur globuleuse sus-pubienne.
2. Dureté assez grande.
3. Ballottement abdominal.
4. Mouvements actifs du fœtus.

PERCUSSION...... | Matité sus-pubienne.

AUSCULTATION.. {
1. Bruit de souffle utérin.
2. Battements du cœur fœtal ; ce sont des bruits doubles.
3. Souffle fœtal.
4. Mouvements actifs du fœtus.

TOUCHER VAGINAL.......... {
1. Coloration violacée de la vulve.
2. Col ramolli, évasé.
3. Ampliation du segment inférieur.
4. Ramollissement du corps.
5. Ballottement du fœtus.

TOUCHER ET PALPER COMBINÉS......... {
1. Augmentation du corps utérin.
2. On peut percevoir des parties dures, en rapport avec certaines parties du fœtus.

2. EXPLORATION MENSURATRICE DE LA TÊTE FŒTALE PAR L'ABDOMEN

INDICATIONS..... | Date de provocation de l'accouchement.

PRINCIPALES MÉTHODES........

1° Méthode d'Ahlfeld... — Détermination de la longueur du fœtus (du coccyx au sommet de la tête).... — Pour cela, Ahlfeld se sert du *pelvimètre de Baudelocque*, dont l'un des boutons répond à l'extrémité de la tête, et l'autre au point le plus saillant de l'extrémité fœtale inférieure.
Il ne suffit que de multiplier par 2, pour avoir la longueur totale du fœtus.

2° Méthode de Pinard..... — C'est la méthode du *palper mensurateur*. Voici en quoi elle consiste : ....
1. On saisira d'une main la tête de l'enfant, transversalement, qu'on appliquera sur le promontoire.
2. Puis, de l'autre main, on cherchera si le pariétal antérieur reste distant de la symphyse assez pour que les doigts pénètrent dans le bassin.

Résultats :......
1. Si, par ce palper mensurateur, l'engagement artificiel de la tête dans l'excavation s'effectue, on attendra pour provoquer l'accouchement.
2. Si la tête déborde, intervenir.

3° Méthode de Perret..... — C'est la méthode de la *céphalométrie externe.*
1. Elle consiste à saisir la tête fœtale au-dessus du détroit supérieur et à la mesurer de la saillie du front à la saillie occipitale.
2. On se sert pour cela du céphalomètre de Budin, sur l'arc gradué duquel on lit l'écartement.
3. Il ne reste plus qu'à déterminer par un pli l'épaisseur de la couche adipeuse sous-cutanée et de la retrancher du chiffre précédent.

INCONVÉNIENTS.
1. Il faut une paroi abdominale souple.
2. Un fœtus peu mobile.
3. Une femme docile.
4. Pouvoir placer la tête en position transverse et en demi-flexion.

AVANTAGES......
Elle ne tient pas compte des parois du bassin, comme les autres, et, de ce fait, leur est supérieure.
Il est certain que c'est la méthode d'avenir.

3. MÉTHODES D'EXPLORATION DU BASSIN OBSTÉTRICAL

Elles sont surtout basées sur la délimitation du promontoire.

RECHERCHE DU PROMONTOIRE...
1. On introduit le doigt dans le cul-de-sac postérieur, le plus loin qu'on peut, en arrière et en haut.
2. On reconnaîtra qu'on est sur le promontoire à ce qu'on sent le vide au-dessous et latéralement le bord antérieur des ailerons sacrés.
3. Faire purger la malade avant cet examen, pour ne pas être gêné par les matières fécales contenues dans le rectum.

MESURE DU DIAMÈTRE ANTÉRO-POSTÉRIEUR PROMONTO-SOUS-PUBIEN.....
Pour cela, on introduit jusqu'au promontoire l'index droit, de façon que son extrémité touche l'angle sacro-vertébral, le bord radial étant supérieur, et, par conséquent, les faces antérieure et postérieure de l'index étant latérales.
Cela fait, on place l'index gauche sur la main, la face dorsale en avant. On détermine ainsi un angle qui répond au point de rencontre de l'index droit avec le bord inférieur de la symphyse pubienne.
Si, maintenant, on voulait mesurer le diamètre promonto-pubien minimum, on n'aurait qu'à déduire 15 millimètres du précédent.
On se servira, comme instrument de mesure, du pelvimètre de Budin.

---

4. NOUVELLES MÉTHODES D'EXPLORATION OBSTÉTRICALE

EXPLORATION EXTERNE.........
1. Patronnée par Léopold (de Dresde) et par Crédé.
2. Elle tend à diminuer la valeur du toucher vaginal pendant toute la durée de la grossesse.
3. Ces auteurs, incriminant les touchers vaginaux répétés comme cause d'infection puerpérale, prétendent que le palper abdominal seul, bien fait, suffit à l'examen.

TOUCHER RECTAL ....
1. Patronné par Riess et Krœnig.
2. Mais il semble que par cette méthode il faille encore plus craindre l'infection par le *Bacterium coli*.

OPÉRATIONS ET PRINCIPAUX PROCÉDÉS OPÉRATOIRES
A NOM PROPRE OU A NOM SPÉCIAL

ABBE (Robert)......	chirurgien améric. de New-York....	**Opération de Abbe et Bennet** (dans les *névralgies radiculaires rebelles*).............	Résection intradurale des racines postérieures des nerfs rachidiens.
ADAMS (William)...	chirurgien anglais, né à Londres le 1er février 1820..	**Opération de W. Adams** (dans *l'ankylose vicieuse de la hanche*)..	Ostéotomie linéaire sous-cutanée du col du fémur.
ADAMS..........	chirurgien anglais de Glasgow.....	**Opération d'Alquié-Alexander-Adams**.....	Voy. ALQUIÉ.
ALBARRAN (Joachim-Marie) (de Paris)......	chirurgien français, né à Sagua-la-Grande (la Havane), le 9 mai 1860...........	**Procédé d'Albarran** (dans *l'incontinence d'urine chez la femme*)	Faire une plicature sur toute la longueur de la paroi supérieure de l'urètre; la maintenir par un fil et relever le méat jusque sous le clitoris.
ALEXANDER (William)........	chirurgien anglais de Liverpool....	**Opération d'Alquié-Alexander (1884)-Adams.**	Voy. ALQUIÉ.
ALQUIÉ (Jean-Alexis-Jacques)........	chirurgien français de Montpellier (1812-1861)....	**Opération d'Alquié-Alexander-Adams** (dans la *rétroversion ou rétroflexion utérine non adhérente*)......	Raccourcissement extrapéritonéal des ligaments ronds.
AMÉRICAIN..................................		**Procédé américain** (d'après Howard Kelly modifié par Paul Segond) (dans *l'hystérectomie abdominale totale*)....	Ablation en bloc de l'utérus par incision continue de gauche à droite ou de droite à gauche.
AMMON (Fried.-Aug. von) (de Dresde)......	chirurgien allem. (1779-1861).....	**Opération de von Ammon** (dans *l'épicanthus interne double symétrique*).............	Rhinorraphie.
AMUSSAT (Jean-Zuléma)...	chirurgien français (1796-1856)....	**Opération de Callisen-Amussat**..........	Voy. CALLISEN.
		Opération d'Amussat (dans *l'imperforation anale*).............	Création d'un anus périnéal.
		Opération d'Amussat (dans les *fibromyomes de l'utérus*)........	Énucléation de la tumeur.
ANGER (Benjamin-René-Henri)......	chirurgien français, né à Athée, le 21 janvier 1838.	**Procédé de Benj. Anger** (1875) (dans les *sections de tendons*)...........	Suture à distance.
AUDRY (Ch.)........	chirurgien français, né à Lyon le 22 février 1865.	**Procédé d'Audry** (1892) (dans *l'anus iliaque*).	Procédé transpariétal avec pont musculo-cutané.
BALL............	chirurgien anglais contemporain.	**Procédé de Ball** (1881) (dans *la cure radicale des hernies*)...........	Torsion du sac.

BARDENHEUER (Bernhard)......	chirurgien allem. (de Cologne), né à Lamersdorf le 12 juillet 1839.	**Opération de Bardenheuer** (1886) (dans la *tuberculose génito-urinaire*)....	Épididymectomie.
		Procédé de Bardenheuer (1887) (dans le *cancer du rectum*)............	Section du sacrum juste au-dessous du 3e trou sacré.
BARKER..........	chirurgien anglais contemporain..	**Procédé de Barker** (dans la *cure radicale de la hernie inguinale*) (1887)............	Fixation du moignon du sac rebroussé *dévié* à la paroi (muscles grand oblique, petit oblique et transverse).
BASEILHAC (Jean), dit *frère Cosme*.	chirurgien français, né à Poëjastruc, près de Tarbes, le 5 avril 1701, mort le 8 juillet 1781............	**Taille de Baseilhac**....	Méthode d'extraction de la pierre par-dessus le pubis, qu'on nomme vulgairement le *haut appareil*.
BASSINI (Édouard)..	chirurgien italien, né en 1847.....	**Procédé de Bassini** (1890) (dans la *cure radicale de la hernie inguinale*)	Faire un plan postérieur résistant en rapprochant le tendon conjoint (tendon commun des muscles petit oblique et transverse) de l'arcade crurale.
BATTEY (Robert)...	chirurgien améric., né à Richmond le 26 nov. 1828..	**Opération de Battey** (dans les *inflammations des annexes utérines*)............	Castration par le vagin.
BAULIEU (Jacques), dit *frère Jacques*.	chirurgien français né à Letendonne, mort en 1714, à l'âge de 69 ans..	**Taille de frère Jacques.**	Taille latéralisée.
BAZY (Pierre-Jean-Baptiste).......	chirurgien français, né le 28 mars 1853............	**Procédé de Bazy** (dans l'*urétéroplastie*)............	Deux procédés : 1. Greffe de l'uretère dans le bassinet (urétéro-pyélo-néostomie). 2. Greffe de l'uretère à la vessie après excision de la partie pathologique (urétéro-cysto-néostomie).
BENNET............	chirurgien anglais contemporain...	**Opération de Abbe et Bennet**............	Voy. Abbe.
BENNETT (William-Henry)............	chirurgien anglais contemporain...	**Procédé de Bennett** (dans la *cure radicale du varicocèle* (1891).	Résection des veines funiculaires avec ligature.
BERGER (Paul)......	chirurgien français, né le 6 janv. 1845 à Beaucourt (Haut-Rhin)...	**Procédé de Berger** (dans les *fractures multiples de la rotule*)	Cerclage de la rotule.
BERGMANN (Ernst von)......	chirurgien allem., né à Riga le 16 déc. 1836...	**Procédé de von Bergmann** (dans la *cure radicale de l'hydrocèle*)......	Incision, avec excision totale de la vaginale.
BIER (August)......	chirurgien allemand contemporain (de Kiel)...	**Procédé de Bier** (dans l'*anesthésie*)........	Injection de cocaïne sous l'arachnoïde lombaire.
BIGELOW (Henry-Jacob)...	chirurgien améric., né à Boston en 1818, mort le 30 oct. 1890.....	**Opération de Courty Bigelow**............	Voy. Courty.
BILLROTH (Christian-Albert-Théodore).	chirurgien viennois, né à Rugen le 24 avril 1829, mort en 1898....	**Opération de Billroth** (dans le *genu valgum*)............	Ostéotomie linéaire complète du tibia avec ostéoclasie du péroné.
		Opération de Billroth (1870) et Czerny (1873) (dans le *cancer de l'œsophage*)............	Résection de l'œsophage.
		Opération de Watson-Billroth.............	Voy. Watson.
		Opération de Péan-Billroth-Wölfler....	Voy. Péan.

BIRCHER (Heinrich) (d'Aarau)........	chirurgien suisse, né en 1850......	Opération de Bircher (Dans la *dilatation de l'estomac*)...........	Gastroplication ou gastrorraphie.
BLANDIN (Philippe-Frédéric).	chirurgien français, né à Aubigny (Cher) le 3 déc. 1798, mort le 16 avril 1849...........	Opération de Blandin (dans les *néoplasmes*.)	Résection totale ou énucléation du maxillaire.
BLASIUS (Ernst)....	chirurgien allem., né à Halle le 20 nov. 1802, mort le 11 juill. 1875	Opération de Ph. Roux et Blasius.........	Voy. Roux (Ph.)
BOBBS (John S.) (d'Indianapolis)..	chirurgien améric. (1809-1870)......	Opération de Bobbs (1867) et Meredith (1896) (dans le cas de *calculs de la vésicule biliaire*)...........	Cholécystotomie.
BONA (Carolus-Augustus (de Iéna)...	chirurgien allem. contemporain...	Opération de Bona-Jäger............	Amputation mixte anté-scapho-ido-cuboïdienne.
BOTTINI (Enrico)...	chirurgien italien, né à Stradella le 7 sept. 1837....	Opération de Bottini (dans *l'hypertrophie prostatique*)........	Galvanocaustie prostatique. Creuser dans la prostate une sorte de tranchée qui reste toujours perméable et devient un nouvel urètre.
BOUILLY (Vincent-Georges)..	chirurgien français, né le 31 janvier 1848........	Procédé de Bouilly (1887) (dans les *ruptures de l'utérus*)...........	Laparotomie avec suture de la déchirure à la plaie abdominale.
BOUISSON (Étienne-Frédéric) (de Montpellier)..	chirurgien français, né à Mauguis en 1813, mort en 1884.........	Procédé de Bouisson (dans *l'extraction des calculs de la vessie*)..	Taille pararaphéale.
BOWMAN (William).	chirurgien anglais, né à Nantwich le 20 juillet 1816, mort en 1892...	Opération de Bowman (dans la *blépharoptose*)............	Excision d'un repli transversal de la peau, résection d'une partie du cartilage tarse, puis suture.
BOYER (Alexis).....	chirurgien français, né à Uzerches (Corrèze) le 1er mars 1760, mort à Paris le 23 nov. 1833....	Opération de Boyer (dans les *troubles laryngiens d'origine mécanique*).........	Crico-trachéotomie.
BRANDT (Thure-)...	chirurgien suédois, né à Södertelge le 6 févr. 1819, mort le 8 août 1895......	Méthode de Thure-Brandt (dans les *déviations utérines et les adhérences utérines*).....	Massage de l'utérus.
BRAUN (Heinrich)..	chirurgien allem., né à Beerfelden le 18 févr. 1847..	Procédé de Braun (1895) (dans l'anus *contre nature*)........... Procédé de Lossen-H. Braun.........	Procédé d'anus ilio-crural (à la racine de la cuisse). Voy. Lossen.
BURCKHARDT.......	chirurgien suisse contemporain...	Procédé de Burckhardt (dans *l'attaque directe du mal de Pott*).	Incision haute présterno-mastoïdienne.
CALLISEN (Henricus).	chirurgien danois (1740-1821)....	Opération de Callisen-Amussat (dans le *cancer rectal*).	Coloproctie lombaire *extrapéritonéale*.
CALOT (de Berck-sur-Mer)...........	chirurgien français, né en 1816....	Opération de Calot (dans le *mal de Pott*, dans la *scoliose*).....	Redressement du rachis sous chloroforme en une ou plusieurs séances, suivi de la contention précise de la colonne vertébrale par un grand appareil plâtré, appelé l'*appareil de Calot*.
CAZIN (Maurice)....	chirurgien français contemporain...	Procédé de Duplay-Cazin (dans la *cure radicale des hernies*).....	Voy. Duplay.

CELSE (Aulus-Cornélius) ...	Encyclopédiste romain, qui écrivait sous le règne d'Auguste	**Taille de Celse**......	Taille latérale, dite aussi *à petit appareil*, à cause du petit nombre d'instruments employés.
CÉSARIEN..................		**Opération césarienne** (pour *extraire un enfant viable*).......	Incision de l'utérus après laparotomie.
CHALOT (V). (de Toulouse)......	chirurgien français, né le 27 juill. 1850.	**Procédé de Chalot** (dans *les ténotomies*).	Allongement par dédoublement.
		Opération de Chalot.	Amputation transcunéo-cuboïdienne.
		Procédé de Chalot-Wagner (1886-1895) (dans les *trépanations*).............	Résection ostéoplastique.
		Opération de Gaudier-Chalot (1896).......	Voy. GAUDIER.
		Opération d'Isnardi-Chalot............	Voy. ISNARDI.
CHAPUT (Victor-Alexandre-Henri) (de Paris)........	chirurgien français, né le 17 nov. 1857.	**Procédé de Chaput** (1890) (dans *l'appendicite*).	Extirpation de l'appendice par voie rétro-péritonéale ou rétrograde.
		Procédé de Chaput (1890-1892) (dans les *maladies de l'intestin*)...........	1. Suture circulaire par abrasion. 2. Suture circulaire avec fente.
		Procédé de Chaput (1890) (dans les *résections intestinales*)...	1. Entérorraphie longitudinale. 2. Entéro-anastomose par le procédé de la pince.
		Procédé de Chaput (1891).............	Débridement de la vulve.
		Procédé de Chaput (1892).............	Implantation de l'uretère dans l'intestin.
		Procédé de Chaput (1892) (pour le traitement *des plaies de l'intestin*)	Greffe intestinale.
		Procédé de Chaput (1893).............	Établissement de l'anus contre nature par le procédé de la forcipressure.
		Procédé de Chaput (1893).............	Résection presque totale du rocher.
		Procédé de Chaput (1894).............	Anastomose valvulaire de l'estomac.
		Procédé de Chaput (1895) (dans les *fractures de la rotule avec flexion limitée*).....	Extirpation du fragment supérieur.
		Procédé de Chaput (1895) (dans les *fractures de la rotule*)...........	Extirpation de la rotule augmentée de longueur.
		Procédé de Chaput (1896)...........	Amputation sous-trochantérienne discordante.
CHIPAULT (de Paris).	chirurgien français, né en 1866.......	**Opération de Chipault** (dans le *mal de Pott, la scoliose*, etc.)......	Redressement, suivi d'immobilisation et de ligature des apophyses vertèbres au fil d'argent.
		Ponction lombo-sacrée de Chipault (1894) (dans *l'hydrocéphalie chronique et d'autres affections du système cérébro-spinal*).......	Ouverture dans l'angle sacro-vertébral.
		Procédé de Chipault (dans les *trépanations*).............	Trépanation bilinéaire, avec travée plastique intermédiaire.
		Méthode de Chipault (dans les *troubles trophiques, mal perforant, ulcères variqueux*, etc.)......	Élongation des nerfs régionaux.

— 147 —

CHIPAULT (de Paris). (Suite)......	chirurgien français, né en 1866.....	**Procédé de Chipault** (pour la *phlébite du sinus latéral*).......	Ouverture du sinus, ligature de la jugulaire et du pressoir d'Hérophile.
		Procédé de Chipault (1894) (dans les *méningites*, l'*hydrocéphalie* et autres *affections du système cérébro-spinal*).................	Ponction lombo-sacrée, pour l'évacuation du liquide céphalo-rachidien.
CHOPART (François-Turlure, dit).....	chirurgien français, né à Paris le 30 octobre 1743, mort le 9 juin 1795............	**Opération de Chopart.**	Désarticulation médio-tarsienne.
CLEMOT (Jean-Bapt.-Joachim).	chirurgien français (1776-1852)....	**Procédé de Clemot** (dans le *bec-de-lièvre*).	Tailler par transfixion sur chaque bord de l'incisure un petit lambeau libre par son extrémité supérieure, adhérent par sa base inférieure. Les deux lambeaux sont rabattus et suturés l'un à l'autre.
CONNER (Phineas-Sanborn).........	chirurgien américain de l'Ohio, né en 1839......	**Opération de Conner** (dans la *tuberculose* ou les *traumatismes du pied*)............	Tarsectomie totale.
COOPER (A. Henry)..	chirurgien new-yorkais contemporain.........	**Procédé de A. Henry-Cooper** (dans la *cure radicale du varicocèle*)........	Résection large du scrotum.
COSME (Frère)......			Voy. BASEILHAC.
COURTY (Amédée-Hippolyte-Pierre) (de Montpellier)..	chirurgien français, né à Montpellier en 1819, mort en 1886...........	**Opération de Courty-Bigelow** (dans les *calculs de la vessie*)............	Lithotritie rapide ou litholapaxie.
CRITCHETT (George).	Ophtalmologiste anglais, né à Highgate en 1817, mort le 1er nov. 1882...........	**Opération de Critchett** (1863) (dans le *staphylome*).	Suture des lèvres de la plaie.
CZERNY (Vincent)..	chirurgien autrich., né à Trautenau, le 19 nov. 1842.	**Opération de Billroth** (1870) et **Czerny** (1873)............	Voy. BILLROTH.
		Opération de Czerny (dans les *ruptures des tendons*)............	Suture tendineuse à distance, avec dédoublement du bout périphérique.
		Opération de Récamier-Czerny............	Voy. RÉCAMIER.
DAVIEL (Jacques)...	chirurgien français (1696-1762).....	**Opération de Daviel** (1748-1752) (dans la *cataracte*)..	Extraction du cristallin par incision de la cornée.
DAVIES (Colley J.).	chirurgien anglais contemporain...	**Opération de Colley Davies** (dans certains *pieds bots*) (1877)........	Tarsotomie cunéiforme externe.
DAVY (Richard) (à Londres)......	chirurgien anglais contemporain...	**Opération de Richard Davy** (dans certains *pieds bots*)............	Extirpation du cuboïde.
DELAGÉNIÈRE (Yves-Henry) (du Mans).	chirurgien français, né à Paris, le 30 avril 1858.	**Procédé de Delagénière** (1891) (dans les *vieilles pleurésies purulentes*)....	Drainage du sinus costo-diaphragmatique, après résection sous-périostée des côtes avoisinant le sinus.
DELBET (Pierre-Louis-Ernest).....	chirurgien français, né à La Ferté-Gaucher (Seine-et-Marne) le 15 nov. 1861....	**Procédé de Delbet** (dans les *kystes hydatiques du foie*).......	Méthode du capitonnage.

DELORME (Edmond).	chirurgien milit. français, né à Lunéville le 2 avril 1847.....	**Procédé de Delorme** (1880).............	Névrotomie et névrectomie des nerfs plantaires. Quatre procédés.
		Opération de Delorme (1886).............	Restauration des deux tiers antérieurs de la voûte palatine par le tissu des joues.
		Procédé de Delorme (1890) (dans les *rétrécissements traumatiques de l'urètre*)......	Autoplastie périnéale.
		Procédé de Delorme (1892) (dans les *abcès froids, empyème, pneumothorax, blessures du poumon et du cœur*)..........	Thoracocautie à volet.
		Opération de Delorme (1892) (dans les *pleurésies purulentes*).........	Décortication du poumon.
		Procédés de Delorme-Mignon (1895) (dans les *péricardites*)............	Ponction et incision du péricarde par procédé spécial.
		Opération de Delorme (1895) (dans les *péricardites adhésives, partielles ou totales*).........	Section des adhérences limitées; dégagement du cœur.
		Procédé de Delorme (1896) (dans le *varicocèle*)..	Traitement par l'autoplastie inguino-abdominale.
DENONVILLIERS (Charles-Pierre) .	chirurgien français, né le 4 févr. 1808, mort le 5 juillet 1872.............	**Procédé de Denonvilliers** (dans la cure radicale de l'*anus contre nature*)............	1. Décollement de l'intestin de la paroi abdominale. 2. Décollement de la couche musculeuse, qui est suturée à elle-même.
DESAULT (Pierre-Joseph)..	chirurgien français, né au Magny-le-Vernois (Haute-Saône) le 6 févr. 1744, mort à Paris le 13 prairial (1er juin) 1795...	**Opération de Desault** (dans les *corps étrangers des voies aériennes*)........	Laryngotomie thyroïdienne.
DESGUIN (L.) (d'Anvers)........	chirurgien belge, né le 7 sept. 1853.	**Procédé de Desguin** (1890) (dans le *cancer du rectum*).............	Méthode vaginale ou vagino-périnéale.
DESMONCEAUX (Abbé)........	oculiste français (1731-1806)....	**Opération de Desmonceaux** (1776) (dans la *myopie forte progressive et le décollement de la rétine*).	Extraction du cristallin transparent.
DIDOT (A.) (de Liége).	chirurgien belge contemporain...	**Procédé de Didot** (dans la *syndactylie*).	Échange de lambeaux, celui taillé aux dépens de la face dorsale couvrant la partie dénudée par la taille du lambeau palmaire. Le dernier couvre la surface laissée à nu par la taille du lambeau dorsal.
DITTEL (Léopold)...	chirurgien autrichien, né le 15 mai 1815, à Fulneck en Silésie, mort le 28 juillet 1898......	**Procédé de Dittel** (dans l'*hypertrophie de la prostate*)......	Prostatectomie partielle par voie péritonéale.

	Procédé / Opération	Description
DÖLLINGER (Julius). chirurgien hongrois, né le 8 avril 1819 à Budapest....	**Procédé de Döllinger** (dans les *pseudar-throses*)............	La solution de continuité est encadrée par deux fils horizontaux perpendiculaires à l'axe et deux fils verticaux parallèles à l'axe, rendus solidaires les uns des autres.
DOYEN (Eugène).... chirurgien français, né à Reims le 16 déc. 1859..	**Procédé de Doyen** (1887-1891) (dans l'*hystérectomie vaginale*)............	Hémisection médiane antérieure et simple ou en V et évidement du fibrome au tube tranchant.
	Procédé de Doyen (1891-1891) (dans l'*hystérectomie abdominale*).........	Hystérectomie abdominale totale par décortication sous-séreuse du segment inférieur de l'utérus sans hémostase préventive avec extraction du col de bas en haut et bascule latérale de l'utérus.
	Procédé de Doyen (1893) (dans la *résection du ganglion de Gasser*).	Prendre comme point de repère la crête antéro-postérieure qui est entre les fosses temporale et zygomatique et le trou ovale.
	Opération de Doyen (1895) (dans les *tumeurs du cerveau*)............	Hémicraniectomie temporaire ou exploratrice.
	Procédé de Doyen (1895) (dans la *cure de l'hydrocèle ou procédé de l'inversion*)......	Incision et retournement de la vaginale.
	Procédé de Doyen (1897) (pour *simplifier* ou *supprimer* les *liga-tures*)............	Écrasement extemporané des gros pédicules vasculaires (angiotripsie ou vasotripsie), suivi de ligature lorsque les vaisseaux ont un certain calibre.
	Procédé de Doyen (1897) (pour la cure des *fis-tules* en général)....	Suture de l'orifice en cordon de bourse, après décollement de deux lambeaux qui sont affrontés à points séparés.
	Procédé de Doyen (1897) (pour la *résection de l'appendice vermi-forme de l'intestin, de l'estomac, de la vési-cule biliaire*) (résection partielle).......	Ligature en masse, après écrasement extemporané et exclusion du moignon par une double suture du cordon de bourse.
	Procédé de Doyen (1898) (pour l'*ablation totale de la vésicule biliaire*).	Décortication sous-péritonéale et totale de la vésicule et ligature du cystique, suivie de suture dans la plaie de la gaine séreuse qui protège le péritoine.
DUBRUEIL (Alph.).. chirurgien français, né à Montpellier, mort en 1901 à l'âge de 66 ans..	**Procédé de Dubrueil** (dans la *désarticula-tion des cinq orteils*).	Laisser un lambeau du côté interne, pour assurer l'enveloppement de la tête du premier métatarsien.
DUPLAY (Simon-Emmanuel).. chirurgien français, né à Paris le 10 sept. 1836..	**Opération de Duplay** (dans l'*hypospadias*).	Urétroplastie en trois temps : 1. Restauration du méat. 2. Création d'un canal depuis le méat jusqu'au voisinage de l'ouverture hypospadienne. 3. Abouchement des deux portions de l'urètre.
	Procédé de Tillaux-Duplay............	Voy. TILLAUX.
	Procédé de Duplay (dans l'*épispadias*)..	1. Redressement de la verge. 2. Création d'un nouveau canal jusqu'au voisinage de l'orifice épispadien. 3. Abouchement des deux canaux

Nom	Notice	Procédé	Description
DUPLAY Simon-Emmanuel. *(Suite)*.....	chirurgien français, né à Paris le 10 sept. 1836..	**Procédés autoplastiques de Duplay et Cazin** (1896-97) (dans la *cure radicale des hernies*)........	Deux procédés : 1. Le sac isolé et transformé en un cordon est noué, à partir de son collet, en plusieurs nœuds successifs qui forment bouchon au niveau de l'anneau. 2. Le sac est noué au niveau de son collet, puis divisé en deux lanières qui unissent en suture, en tresse, les lèvres de la paroi postérieure du canal inguinal.
DUPUYTREN (Guillaume)....	chirurgien français, né à Pierre-Buffières (Haute-Vienne) le 6 oct. 1777, mort le 8 févr. 1835.........	**Procédé de Dupuytren** (dans l'*extraction des calculs de la vessie*).	Taille bilatérale.
DURET (H.) (de Lille).	chirurgien français, né le 7 juill. 1849.	**Procédé de Duret** (1896) (dans la *gastropexie*).	Fixation à la paroi abdominale du pylore et de la petite courbure.
		Opération de Duret (1899) (dans l'*inversion utérine irréductible*)....	Colpo-hystérotomie postérieure. Incision transversale du cul-de-sac postérieur du vagin; incision du col utérin et de la paroi postérieure du corps de l'utérus dans toute sa hauteur; retournement de l'utérus inversé. Sutures et reposition de l'utérus.
		Procédé de Duret (dans l'*incontinence d'urine chez la femme*).	Réséquer un lambeau de la paroi supérieure de l'urètre pour l'infléchir.
ESMARCH (Johann-Friedrich).	chirurgien allem., né à Tonning le 9 janv. 1823..	**Opération d'Esmarch** (dans les *constrictions rebelles et cicatricielles des mâchoires*).	Ostéotomie prémassétérine.
ESTLÄNDER (Jacob-Auguste)..	chirurgien russe, né à Helsingfors le 24 déc. 1831, mort en 1881,....	**Opération d'Estländer** (dans les *vieilles pleurésies purulentes*),....	Résection partielle de plusieurs côtes.
FAURE (Jean-Louis) (de Paris)........	chirurgien français, né le 27 oct. 1863.	**Opération de J.-L. Faure** (1897),.......	Amputation ostéoplastique, tibio-astragalienne.
		Procédé de J.-L. Faure (1897)............	Hystérectomie abdominale par hémisection de l'utérus.
		Procédé de J.-L. Faure (1897) (dans les *hernies*)...	Cure radicale sans fils perdus,
		Procédé autoplastique de J.-L. Faure (1897) (dans la *cure radicale des hernies*)........	Le sac est noué à son collet, puis divisé en deux lanières qui passent à travers les piliers du canal inguinal (paroi antérieure du canal).
		Procédé de J.-L. Faure (1897)............	Gastro-entérostomie valvulaire.
		Opération de J.-L. Faure (1898) (dans la *paralysie faciale*)...........	Anastomose du tronc du nerf facial avec la branche inférieure du nerf spinal.
		Procédé de J.-L. Faure (1900)............	Hystérectomie abdominale subtotale par section première du col utérin.
FINE (Pierre).......	chirurgien français (1760-1814)......	**Opération de Fine** (dans le *cancer rectal*).	Coloproctie prélombaire *intrapéritonéale*.

FONTAN (J.) (de Toulon)......	chirurgien de la marine française, né le 20 oct. 1849.	**Procédé de Fontan** (1891) (pour la *carie des corps vertébraux*)...	Voie juxta-vertébrale, résection de l'apophyse costiforme, évidement sous-périosté du corps vertébral.
		Procédé de Fontan (1895) (dans les *abcès du foie*)............	Ouverture très large, suture trans-pleurale, curetage de l'abcès hépatique.
		Procédé de Fontan (1896) (dans la *gastrostomie*).	Procédé valvulaire : refoulement du cône en mitre d'évêque et suture séro-séreuse de sa fente basale.
FRANCO (Pierre)....	chirurgien français du XVIe siècle, né à Turrières (Basses-Alpes)..	**Opération de Franco** (1560) (pour *calcul vésical*).	Taille hypogastrique.
FRANK (Hermann)..	chirurgien allem., né à Pleschen, province de Posen, le 26 févr. 1858	**Procédé de Szabane-jeff-Frank**.........	Voy. SZABANEJEFF.
FREUND (Hermann-Wolfgang) (de Strasbourg)..	chirurgien allemand, né à Breslau le 6 juin 1859...	**Opération de Freund** (1878).............	Hystérectomie abdominale totale.
GAUDIER (de Lille)..	chirurgien français, né à Mâcon, le 6 avril 1866.....	**Procédé de Gaudier-Chalot** (1896) (dans le *cancer du rectum*)...........	Méthode abdomino-périnéale.
GAUT,.........		**Opération de Gaut** (1872) (dans l'*ankylose vicieuse de la hanche*).	Ostéotomie sous-trochantérienne linéaire sous-cutanée.
GENSOUL (Joseph)...	chirurgien lyonnais (1790-1858).	**Opération de Gensoul** (1827) (dans les *tumeurs du maxillaire supérieur*).	Résection totale unilatérale.
GIBNEY (Virgil P.)...	chirurgien améric., contemporain...	**Procédé de Gibney** (dans les *ténotomies*).	Raccourcissement par biseautage.
GIRALDÈS (Joachim-Albin)...	chirurgien français, né à Lisbonne (1808-1875)....	**Procédé de Giraldès** (dans les *polypes du rectum*)...........	Arrachement par torsion.
LEICH.........	chirurgien allem, contemporain...	**Opération de Gleich** (1893) (dans le *pied plat*)...	Ostéotomie du calcanéum.
GRAEFE (Albert von),	ophtalmologiste allemand (1828-1870).....	**Opération de Graefe** (dans la *panophtalmie suppurée*)...........	Exentération de l'œil.
		Procédé de Graefe (dans la *cataracte*)...	Extraction linéaire du cristallin combinée à l'iridectomie.
GRIEG-SMITH.......	chirurgien anglais contemporain...	**Procédé de Grieg-Smith** (1889) (dans l'*amputation du col utérin*).........	Forcipressure à demeure des artères utérines.
GRITTI (Rocco).....	chirurgien italien contemporain, né à Roladentro.	**Opération de Gritti** (1857) (dans l'*amputation de jambe*).............	Suture de la rotule à l'extrémité inférieure du fémur.
GUYON Jean-Casimir-Félix.	chirurgien français né à Saint-Denis (Réunion), le 31 juillet 1831...	**Procédé de Guyon** (dans les *néphropexies*).	Faire passer les fils en plein parenchyme rénal et ne pas les serrer trop.
		Procédé de Guyon (dans les *amputations*).	Amputation sus-malléolaire à lambeau elliptique très oblique.
		Procédé de Guyon (dans l'*ongle incarné*).	Excision du bourrelet et juxtaposition des surfaces cruentées à l'aide d'une bande de diachylon.

HADRA (Bertholdus).	chirurgien allem. (de Berlin), né en 1842......	**Opération de Macleod-Hadra**............	Voy. MACLÉOD.
HADRAN.........	chirurgien contemporain, d'Austin (Texas).........	**Opération de Hadran** (1885) (dans les *douleurs pour adhérences annexielles*)......	Ruptures simples des adhérences
HAHN Eugène).....	chirurgien allem., né à Ortelsburg le 7 avril 1841..	**Opération de Hahn** (dans le *pied bot équin pur, l'équin varus et l'équin valgus*)......	Extirpation totale de l'astragale et de la grosse apophyse du calcanéum.
		Opération de Hahn (1881) (dans le *rein flottant*).	Néphropexie.
HALSTER.........	chirurgien améric. contemporain (de Baltimore)..	**Opération de Halster** (1897) (dans le *cancer du sein*)............	Excision du grand pectoral en entier avec le sein.
HARTMANN (Henri-Albert-Charles-Antoine).........	chirurgien français, né le 16 juin 1860.	**Opération de Quénu-Hartmann**.........	Voy. QUÉNU.
		Procédé de Hartmann (dans le *prolapsus du rectum*).........	Rectotomie externe par sectionnement du rétrécissement du rectum abaissé à travers l'anus dilaté. Fixation du bout supérieur à la marge de l'anus.
HEGAR (Alfred).....	chirurgien allem., né à Darmstadt, le 13 janvier 1830.	**Procédé de Hegar** (1886) (dans l'*amputation du col utérin*)......	Amputation mixte en entonnoir.
		Opération de Hegar (dans les *inflammations des annexes utérines*).........	Castration par l'abdomen.
		Opération de Hegar (dans la *dysménorrhée douloureuse et les fibromyomes*)........	La castration employée comme moyen curatif.
HEINEKE (Walther-Hermann) (d'Erlangen).......	chirurgien allem., né à Schönebeck le 17 mai 1834..	**Opération de Heineke-Mikulicz** (1885-87) (dans le *carcinome pylorique*)......	Pyloroplastie.
		Procédé de Heineke (dans les *opérations par la voie sacrée*)...	Pratiquer la résection temporaire sacro-coccygienne, de manière, après l'opération, à conserver la solidité du plancher pelvien.
HELFERICH (Heinrich).......	chirurgien allemand, né à Kiel le 4 mai 1845..	**Procédé d'Helferich** (dans la *taille vésicale*)............	Taille sus-pubienne, avec résection du pubis.
HENNEQUIN (J.).....	chirurgien français contemporain...	**Procédé de Hennequin** (dans les *pseudarthroses*)............	1. On creuse un canal transfragmentaire dans lequel on introduit un double fil métallique formant boucle à son entrée. 2. Les deux chefs du fil contournant l'os fracturé sont ensuite passés et serrés dans la boucle.
HERZFELD (Karl-August).....	accoucheur viennois, né à Vienne le 12 juillet 1861.	**Opération de Herzfeld-Hochenegg** (1889) (dans les *tumeurs utérines*)......	Hystérectomie totale *sacrée*.
HEYFELDER Johann-Ferdinand).	chirurgien allem. (1798-1869).....	**Opération de J. Heyfelder** (1844) (dans les *tumeurs malignes*).........	Résection totale bilatérale des deux maxillaires.

HOCHENEGG (Julius).	chirurgien autrichien, né à Vienne, le 2 août 1859,............	**Opération de Herzfeld-Hochenegg.**	Voy. HERZFELD.
HOFFA (Albert).....	chirurgien allemand, né à Richmond (cap de Bonne-Espérance) le 31 mars 1859,...........	**Opération de Hoffa** (dans les *luxations congénitales de la hanche*).............	Replacer la tête du fémur dans la cavité cotyloïde agrandie à l'aide de la gouge ou du ciseau.
HOFMEIER (Max) (de Berlin)...........	chirurgien allem., né en 1851......	**Procédé de Hofmeier** (1888) (dans l'*amputation du col utérin*).........	Filopressure des artères utérines.
HORSLEY...........	chirurgien anglais contemporain.	**Procédé de Horsley** (dans la *résection du nerf dentaire inférieur*)...............	Augmenter l'échancrure sigmoïde à l'aide du ciseau et du maillet.
HOUZEL (Gaston)....	chirurgien français contemporain, né à Douai,......	**Opération de Houzel** (1897) (dans les *tumeurs énormes de la rate*),..	Exosplénopexie.
HUETER (Victor)....	chirurgien allem., né en 1832,...,,	**Opération de Hueter** (contre *certains pieds bots*)...............	Décapitation de l'astragale.
HUGUIER (P.-Ch.)...	chirurgien français (1804-1874),......	**Opération de Huguier.**	Résection totale unilatérale *temporaire* d'un maxillaire supérieur.
INDIENNE..................................		**Méthode indienne** (dans la *rhinoplastie*).	Lambeau emprunté au front. Découper sa base en trois languettes : une pour la sous-cloison et deux pour les ailes du nez.
ISNARDI (Ludovic) (de Turin)........	chirurgien italien, contemporain..,	**Opération d'Isnardi-Chalot** (1895) (dans l'*hypertrophie prostatique*),.........	Résection des canaux déférents.
ISRAEL (James) (de Berlin)........	chirurgien allemand, né à Berlin le 2 févr. 1848.	**Incision d'Israël** (dans les *kystes hydatiques du foie*)........	Incision et évacuation du kyste par voie transpleurale.
JABOULAY (Mathieu).	chirurgien lyonnais, né le 3 juillet 1860..........	**Opération de Jaboulay** (février 1893) (dans le *goitre*)......	Exothyropexie.
		Opération de Jaboulay (1891)............	Désarticulation inter-ilio-abdominale (homologue de l'amputation inter-scapulo-thoracique).
		Opération de Jaboulay (1896) (dans le *goitre exophtalmique*)............	Résection bilatérale du ganglion supérieur du grand sympathique cervical.
JACOBSON (Nathan).	chirurgien améric. contemporain...	**Procédé de Jacobson** (1897) (dans la *cure radicale du varicocèle*).......	Résection des veines funiculaires avec suture.
JACQUES (Frère)....	chirurgien français, né à Letendonne, mort le 7 déc. 1714, à l'âge de 69 ans.........	**Taille de frère Jacques**............	Voy. BACLIEU.
JÆGER (Eduard).....	chirurgien autrichien, né à Vienne en 1818, mort le 5 juillet 1884.............	**Opération de Bona-Jæger**............	Voy. BONA.

JASSER..........	chirurgien prussien........	**Opération de Jasser** (1782) c'est l'opération de J.-L. Petit, qui l'a pratiquée dès 1773 (9 ans avant Jasser); les Allemands eux-mêmes reconnaissent la priorité de J.-L. Petit (dans les *suppurations de l'oreille moyenne*)............	Trépanation de l'apophyse mastoïde.
JOBERT DE LAMBALLE (Antoine-Joseph)...	chirurgien français, né à Matignon (Côtes-du-Nord), le 17 déc. 1799, mort le 25 avr. 1867.	**Opération de Jobert (de Lamballe)**........	Désarticulation anté-scaphoïdo-cuboïdienne.
JONNESCO........	chirurgien roumain, né à Ploesti, le 13 sept. 1861....	**Opération de Jonnesco** (dans le *goitre exophtalmique*)..........	Modification apportée au procédé de Jaboulay, en enlevant une plus grande portion du sympathique cervical.
JULLIARD (Gustave).	chirurgien suisse contemporain, né à Genève....	**Procédé de Julliard** (dans la *cure radicale de l'hydrocèle*)......	Incision avec résection partielle de la vaginale.
KELLY (Howard O.)..	chirurgien améric. contemporain...	**Procédé américain**....	Voy. AMÉRICAIN.
KOCH (Wilhelm).....	chirurgien allemand, né à Danzig le 22 déc. 1842.	**Procédé de W. Koch** (dans la *taille vésicale*)...............	Taille sous-pubienne avec résection du pubis.
KOCHER (Theodore).	chirurgien suisse, né à Berne, le 25 août 1841....	**Opération de Kocher** (dans la *contraction du sterno-cléido-mastoïdien et des muscles cervicaux*)...	Myotomies multiples.
		Opération de Kocher (dans le *carcinome stomacal*)...........	Gastro-duodénostomie.
		Opération de Kocher (dans la *luxation de l'épaule en avant*)...	Mode de réduction spécial, basé sur les données anatomo-physiologiques.
		Procédé de Kocher (1894) (dans les *névralgies rebelles du trijumeau*)............	Résection temporaire en bloc de tout l'os malaire et de la partie supéro-externe de l'antre d'Highmore.
		Opération de C. Roux-Kocher..........	Voy. ROUX (César).
		Opération de Kocher (pour le *goitre*)......	1. Excision unilatérale avec incision transversale en arc, ménagement des muscles, luxation de la tumeur, ligature des artères. 2. Incision des noyaux colloïdes et exentération du contenu, laissant la capsule.
KŒBERLÉ (Eugène)..	chirurgien strasbourgeois, né à Schlestadt en 1828........	**Opération de Kœberlé-Olshausen** (1877-1886) (dans la *rétroversion ou rétroflexion utérine adhérente*)......	Hystéropexie abdominale après libération des adhérences.
KŒNIG (Franz).....	chirurgien allemand, né à Rotenburg le 16 févr. 1832............	**Opération de Kœnig** (dans la *luxation congénitale de la hanche*).	Détacher de l'os iliaque un lambeau ostéo-périostique, qui est rabattu au-devant de la tête du fémur de façon à lui fournir un point d'appui.

KRASKE (Paul).....	chirurgien allem. (de Fribourg), né à Perg, près Muskau (Silésie), le 2 juin 1851.........	**Opération de Kraske** (1885) (dans le *cancer rectal*).........	Ablation du rectum par la méthode sacrée après résection du sacrum.
KRŒNLEIN (Rudolph-Ulrich)....	chirurgien allem., né à Stein, sur le Rhin, près Schaffhouse, le 19 février 1847..	**Procédé de Krœnlein** (1881) (dans les *névralgies rebelles du trijumeau*).	Résection des nerfs maxillaires supérieur et inférieur par la méthode temporale.
		Procédé de Kronlein (1887) (dans les *intervent. is exploratrices de l'orbite*).............	Résection temporaire de la paroi externe de l'orbite.
		Procédé de Krœnlein (1892) (dans la *névralgie du maxillaire inférieur*).	Résection du nerf maxillaire inférieur par la méthode rétro-buccale.
KÜSTER (Ernst-Georg-Ferdinand), (de Marburg)...	chirurgien allemand, né à Kolkofen le 2 nov. 1839...	**Opération de Küster**..	Résection de l'uretère et fixation du bout sain au bassinet.
LABORIE (Jean-Edouard)...	chirurgien français (1813-1868).....	**Opération de Laborie**..	Désarticulation anté-scaphoïdo-calcanéenne.
LANGENBECK (Bernhard-Rudolph-Conrad).........	chirurgien allemand, né le 8 nov. 1810 à Padingbuttel.........	**Procédé de Langenbeck** (dans les *fistules salivaires*).............	Dissection et isolement du bout du canal de Sténon, le replier vers la cavité buccale dont on incise la muqueuse, le maintenir dans cette situation. Suturer la plaie extérieure.
LANGENBUCH (Karl-Johann-August)...	chirurgien allem. (de Berlin), né à Kiel, le 20 août 1846.........	**Opération de Langenbuch** (1882) (dans l'*inflammation de la vésicule calculeuse*).......	Cholécystectomie.
		Opération de Langenbuch (1888) (dans le *lobe flottant du foie et les adénomes*).......	Résection du foie.
		Procédé de Langenbuch (dans la *taille vésicale*).	Taille sous-pubienne sans résection du pubis.
LANNELONGUE (Odilon-Marc)....	chirurgien français, né le 4 décembre 1840, à Castera-Verduzan (Gers).	**Opération de Lannelongue** (1890) (dans la *microcéphalie*).	Craniectomie linéaire ou à lambeaux.
		Procédé de Lannelongue (dans les *abcès tuberculeux*).......	Extirpation de la membrane d'enveloppe, accompagnant l'ouverture de l'abcès.
		Méthode de Lannelongue (dans les *arthrites tuberculeuses*).......	Traitement par les injections profondes de chlorure de zinc.
LAROYENNE (Lucien)	chirurgien lyonnais contemporain, né à Vienne (Isère).........	**Opération de Laroyenne** (dans la *cystocèle vaginale*)...	Cysto-hystéropexie abdominale.
		Méthode de Laroyenne (dans les *collections pelviennes*).........	Débridement par le vagin.
LE DENTU (Jean-François-Auguste).	chirurgien français, né à la Basse-Terre (Guadeloupe), le 21 juin 1841...	**Opération de Le Dentu** (1891) (dans la *constriction des mâchoires*).......	Désinsertion du masséter.

Nom	Notice biographique	Procédé / Opération	Description
LE DENTU (Jean-François-Auguste) (*Suite*)	chirurgien français, né à la Basse-Terre (Guadeloupe), le 21 juin 1841	Greffe de Le Dentu (contre la compression de l'uretère)	Greffe cutanée de l'uretère.
		Procédé de Le Dentu (pour la cure radicale de la *hernie inguinale*)	Méthode de plissement.
		Procédé de Le Dentu (dans la *néphrectomie*)	Hémi-néphrectomie postérieure (quand la décortication du rein est difficile).
		Procédé de Le Dentu (dans les *ruptures des tendons*)	Procédé de suture des tendons. Fils d'appui et fils d'affrontement.
		Procédé de Le Dentu (dans le *traitement de certaines fistules rénales*)	Trépanation de l'os iliaque.
LE FORT (Léon-Clément)	chirurgien français, né à Lille, le 5 déc. 1829, mort le 19 octobre 1893	Procédé de Le Fort (dans les *plaies des tendons*)	Procédé de suture des tendons.
		Procédé de Pasquier-Le Fort	Voy. PASQUIER.
		Opération de Wood-Le Fort (dans l'*exstrophie de la vessie*)	Voy. WOOD.
LEJARS (Marie-Louis-Félix)	chirurgien français, né le 30 janvier 1863	Procédé de Lejars (1896) (dans la *tarsectomie médio-tarsienne*)	Ablation de tout le scaphoïde, d'une portion de la tête de l'astragale et d'un copeau des deux premiers cunéiformes.
LISFRANC (Jacques)	chirurgien français, né à Saint-Paul (Loire), le 2 avril 1790, mort à Paris, le 13 mai 1847	Opération de Lisfranc	Désarticulation tarso-métatarsienne.
LITTRE (Alexis)	chirurgien français (1658-1725)	Opération de Littre (dans les *affections inopérables du rectum*)	Faire un anus artificiel, au niveau de l'S iliaque.
LOSSEN (Hermann-Friedrich)	chirurgien allem., né à Emmershäuser Hütte (Wiesbaden) le 7 nov. 1842	Procédé de Lossen-H. Braun (1886) (dans les *névralgies rebelles du maxillaire supérieur*)	Ablation du nerf et du ganglion de Meckel, après résection temporaire de la plus grande partie de l'os malaire.
LUCAS-CHAMPIONNIÈRE (Just-Marie-Marcellin)	chirurgien français, né à Saint-Léonard le 15 août 1843	Procédé de Lucas-Championnière (dans la *cure radicale de la hernie ombilicale*)	Suture profonde à quatre étages avec inversion des bords aponévrotiques.
LUND (Edward)	chirurgien anglais contemporain	Opération de Lund (dans le *pied bot équin pur*, l'*équin varus* et l'*équin valgus*)	Extirpation totale de l'astragale seul.
MACEWEN (William)	chirurgien anglais né en 1848	Opération de Macewen (1877) (dans le *genu valgum*)	Ostéotomie supra-condylienne.
		Procédé de Macewen (dans la *hernie inguinale*)	Pelotonnement du sac qui est rebroussé au-dessus de l'anneau inguinal profond. Restauration de la disposition oblique du trajet inguinal.
MACLEOD (Sir George-Husband-Baird)	chirurgien écossais, né à Campsie en 1828, mort le 31 août 1892	Opération de Macleod-Hadra (1888) (dans l'*absence congénitale du rectum*)	Sigmoïdostomie périnéale par la voie combinée.

MAISONNEUVE (Jacques-Gilles-Thomas).........	chirurgien français, né à Nantes, le 13 novembre 1809, mort le 9 avril 1897.	**Opération de Maisonneuve** (1861) (dans les *rétrécissements cicatriciels de l'œsophage, de l'urètre, etc.*).....	1° Œsophagotomie interne, 2° Urétrotomie interne.
		Opération de Maisonneuve (dans *l'occlusion intestinale*)............	Entéro-anastomose.
		Procédé de Maisonneuve (dans la *syndactylie*).	On provoque la section lente de la membrane interdigitale par la compression exercée sur ses deux faces à l'aide de deux plaques que l'on peut rapporter à l'aide de deux vis.
MALGAIGNE (Joseph-François)..	chirurgien français, né à Charmes-sur-Moselle, le 14 février 1806, mort le 19 oct. 1865.	**Opération de Malgaigne** (dans *les corps étrangers et néoplasmes de l'extrémité supérieure du tube digestif*)....	Pharyngotomie sous-hyoïdienne.
		Opération de Malgaigne..........	Désarticulation sous-astragalienne.
		Procédé de Malgaigne (dans *l'anus contre nature*)............	Décollement de l'intestin de la paroi abdominale et sutures séro-séreuses.
MARCHANT (Gérard).	chirurgien français, né le 14 octobre 1850............	**Procédé de Gérard Marchant** (dans le *prolapsus de l'utérus*)............	Recto-coccypexie.
MARCKWALD (Max).	chirurgien allem., né en 1844...	**Procédé de Simon-Marckwald**.........	Voy. SIMON.
MAYDL (Karel).....	chirurgien tchèque contemporain..	**Procédé de Maydl-Reclus** (1888-1890) (dans *l'anus iliaque*)..	Procédé en deux temps.
MAYO-ROBSON......	chirurgien anglais contemporain...	**Procédé de Mayo-Robson** (1893) (dans la *gastro-entérostomose*)......	Bobine faite de gélatine ou d'os décalcifiés.
MÉNARD (Victor-Auguste) (de Berck-sur-Mer).........	chirurgien français, né le 23 juin 1854.	**Procédé de Ménard** (dans le traitement du *mal de Pott dorsal*, compliqué de paraplégie).........	Costo-transversectomie.
MEREDITH (Adolphus-William-Leodore-Colomiati)........	chirurgien anglais contemporain...	**Opération de Bobbs** (1867)-**Meredith** (1896).........	Voy. BOBBS.
MIGNON (Henri-Alexandre-Alfred).	chirurgien militaire français, né le 22 nov. 1854.	**Procédés de Delorme-Mignon** (1895) (dans les *péricardites*).............	Voy. DELORME.
MIKULICZ (Johann von Radecki).....	chirurgien allem., né à Czernowitz, le 16 mai 1850...	**Opération de Mikulicz** (1895)..........	Extirpation totale du muscle sterno-mastoïdien.
		Procédé de Mikulicz-Samter (1893).......	Amputation tibio-tarsienne orthopédique.
		Opération de Wladimiroff-Mikulicz. **Procédé de Wladimiroff-Mikulicz.**	Voy. WLADIMIROFF.
		Opération de Heineke-Mikulicz............	Voy. HEINEKE.
MORRIS (Henry)....	chirurgien anglais, né en 1843....	**Procédé de H. Morris** (dans le *rein mobile*)..	Néphropexie sans avivement rénal.

MULES.................	ophtalmologiste anglais contemporain...	Opération de Mules (1885) (dans l'*éviscération du globe oculaire*).......	On remplace le contenu normal du globe de l'œil par de petites sphères creuses en verre (corps vitrés artificiels).
MUNDÉ (Paul-Fortunatus)........	chirurgien améric., né à Dresde, le 7 septembre 1846.	Opération de Mundé (1888) (dans la *salpingite purulente*)..........	Expression des trompes, avec cathétérisme et lavage par le bout abdominal.
MURPHY.............	chirurgien améric. contemporain (de Chicago)....	Opération de Murphy.	Entéro-anastomose à l'aide d'un bouton anastomotique spécial.
NASSILOW.........	chirurgien russe contemporain ..	Opération de Nassilow (dans les *sténoses œsophagiennes*)......	Aborder l'œsophage par la voie médiastine postérieure.
NÉLATON (Auguste).	chirurgien français, né à Paris, le 17 juin 1807, mort le 21 sept. 1873	Opération de Nélaton (dans l'occlusion aiguë *de l'intestin grêle*)...	Entérotomie ou entérostomie iliaque.
		Taille de Nélaton.....	Taille prérectale.
		Procédé de Nélaton (dans les *plaies des nerfs*)............	Suture directe des deux bouts sectionnés.
NÉLATON (Charles-Louis-Georges)....	chirurgien français, né à Paris, le 2 mai 1851.	Procédé de Nélaton (dans la cure radicale des *hernies inguinales*).............	Passage du cordon spermatique dans un orifice artificiel créé dans le pubis à l'aide d'une pince emporte-pièce.
NUSSBAUM (Johann-Nepomuk)........	chirurgien allem., né à Munich, le 2 septembre 1829, mort en 1892 (?)	Opération de Nussbaum et Winiwarter (1882) (dans l'occlusion *chronique du canal cholédoque*)........	Cholécystentérostomie ou abouchement de la vésicule dans l'intestin.
OGSTON (Alexander).	chirurgien anglais, né en 1844...	Opération d'Ogston (1877) (dans le *genu valgum*).	Condylotomie linéaire interne.
		Opération d'Ogston (pour le *pied plat*)...	Tarsotomie médio-tarsienne.
OLLIER (Louis-Xavier-Édouard-Léopold)........	chirurgien lyonnais, né aux Vans (Ardèche), le 2 déc. 1830, mort le 25 nov. 1900.	Procédé d'Ollier (1891) (dans la *résection de la hanche*).........	Section préalable et relèvement du grand trochanter (résection à tabatière).
		Opération d'Ollier (dans la *main bote cubitale*)............	Chondrotomie juxta-épiphysaire.
		Opération d'Ollier (dans les *ostéo-arthrites du pied*).....	Tarsectomie totale.
		Procédé d'Ollier (dans la *néphrectomie*)	Néphrectomie sous-capsulaire.
OLSHAUSEN (Robert-Michaelis)........	chirurgien allem., né le 3 juillet 1835.	Opération de Kœberlé-Olshausen......	Voy. KŒBERLÉ.
PACI (Agostino) (de Pise)...........	chirurgien italien contemporain...	Opération de Paci (1880) (dans le *cancer de la verge*)............	Émasculation totale.
PANAS (Photinos)...	ophtalmologiste français, né à Céphalonie (îles Ioniennes) le 30 janvier 1831.	Opération de Panas (1866) (dans la *ptose de la paupière supérieure*).	Blépharopexie.
		Opération de Panas (1898) (dans le *staphylome*).	Kératectomie totale combinée : on conserve un moignon solide et mobile pour la prothèse.

PANAS (Photinos) (*Suite*)........	ophtalmologiste français, né le 30 janv. 1821.	**Opération de Panas** (1832) (dans l'*entropion et le trichiasis*)............	Transplantation du sol ciliaire.
		Opération de Panas (1881).....	Irido-sclérotomie.
		Opération de Panas (1881)...............	Kélotomie contre le glaucome.
		Opération de Panas (1894)...............	L'extraction, comme opération de choix des cataractes secondaires.
		Opération de Panas (1898)...............	Nouvelle méthode d'opérer le strabisme.
PASQUIER (Georges-Charles)...	chirurgien français, né à Paris.......	**Procédé de Pasquier-Le Fort** ...	Amputation ostéoplastique tibio-calcanéenne à section horizontale.
PAWLIK (Karl).....	chirurgien viennois, né en 1849.......	**Opération de Pawlik** (1883) (dans l'*incontinence d'urine*)...........	Ablation latérale de deux fragments cunéiformes de tissu, afin de tirer transversalement sur l'urètre et le couder.
PÉAN (Jules).......	chirurgien français, né à Châteaudun en 1830, mort le 30 janvier 1898.	**Opération de Péan** (1869) (dans le *cancer ou le fibrome utérin*)......	Hystérectomie abdominale totale ou abdomino-vaginale.
		Opération de Péan-Billroth-Wölfler (dans le *carcinome stomacal*)..........	Gastro-duodénorraphie.
		Procédé de Péan (1896) (dans l'*hépatopexie*).	Fixation au moyen d'un sac péritonéal artificiel.
		Opération de Spencer Wells-Péan.........	Voy. WELLS (Spencer).
PÉRIER (Charles)...	chirurgien français, né le 20 mars 1836.	**Procédé de Périer** (dans les *fractures de la rotule*).............	Suture en lacet, faite à la soie, comprenant les parties fibreuses doublant la face antérieure des fragments.
PETIT (Jean-Louis)..	chirurgien français, né à Paris le 13 mars 1674, mort le 20 avril 1760.	**Opération de J.-L. Petit** (1773) (dans les *suppurations de l'oreille moyenne*).	Trépanation de l'apophyse mastoïde.
PHELPS (A.-M.).....	chirurgien américain contemporain...	**Opération de Phelps** (1881) (dans le *pied bot varus équin congénital*)............	Section à ciel ouvert sur la partie interne du pied de toutes les parties molles qui s'opposent au redressement.
PILLORE (de Rouen).	chirurgien français	**Opération de Pillore** (1776) (dans l'*occlusion aiguë de l'intestin grêle*)...	Établissement d'un anus artificiel sur le cæcum.
PIROGOFF (Nicolas-Iwanovitsch).....	chirurgien russe, né à Moscou le 25 nov. 1810, mort le 5 déc. 1881...	**Opération de Pirogoff**	Amputation tibio-calcanéenne ostéoplastique.
POIRIER (Paul-Julien)........	chirurgien français, né à Granville, le 9 février 1853...	**Procédé de Poirier** (1896) (dans la *résection du ganglion de Gasser*).	Résection de la partie basse de la fosse temporale et du plan sphéno-temporal.
POLK (William-M.)..	chirurgien américain contemporain...	**Opération de Polk** (1887) (dans la *salpingite purulente*).........	Expression des trompes de Fallope.

PONCET (Antonin) (de Lyon)........	chirurg. français, né à Saint-Tri-vier-sur-Moiguans (Ain) le 28 mars 1849...	Opération de A. Poncet (1892) (dans les *reins dilatés des vieillards*)......	L'urétrostomie périnéale.
		Opération de A. Poncet (1889) (dans les complica-tions de *l'hypertro-phie prostatique*, tou-tes les *affections* où le *malade ne peut uriner seul*)........	Cystostomie sus-pubienne, création d'un urètre hypogastrique
		Procédé de A. Poncet (1891) (dans les *ténotomies*).	Incisions en zigzag ou en accordéon.
		Procédé de A. Poncet (1896) (dans le traitement chirurgical du *goitre*).	Énucléation massive.
		Opération de A. Poncet (1892) (dans les *rétrécisse-ments incurables de l'urètre*)........	Urétrostomie périnéale; création au périnée d'un méat contre na-ture.
		Procédé de A. Poncet (1891) (dans *l'éloignement considérable des deux bouts du tendon d'Achille sectionné*)..	Mobilisation de l'extrémité posté-rieure du calcanéum.
		Procédé de A. Poncet (1892) (dans le cas de *gas-trostomie*)..........	Gastrostomie en deux temps : création d'un canal pariéto-gas-trique aussi long que possible.
PORRO (Édouard)...	chirurgien italien, né à Padoue le 17 sept. 1842....	Opération de Porro (1876) (pour *extraire un enfant viable*)......	Amputation utéro-ovarique sus-vaginale.
PRAVAZ (Charles-Gabriel) ...	chirurgien français (1791-1853).....	Opération de Pravaz (dans la *luxation con-génitale de la hanche*).	1er *temps.* Extension continue (4 à 6 semaines). 2e *temps.* Réduction. La tête du fémur est maintenue dans la ca-vité rudimentaire à l'aide d'une ceinture spéciale. 3e *temps.* Mouvements méthodiques de l'articulation restaurée.
QUÉNU (Édouard)...	chirurgien français, né à Marquise (Nord) le 21 juillet 1852.	Opération de Quénu (1891) (dans les *pleurésies purulentes*).........	Mobilisation d'un plastron thoraci-que au moyen de la résection d'un tout petit fragment osseux aux deux extrémités de chaque côté.
		Opération de Quénu-Hartmann (1891) (pour les *tumeurs du médiastin postérieur*).	Résection partielle de plusieurs côtes à gauche, pour pénétrer dans le médiastin postérieur...
		Procédé de Quénu....	Cholédocotomie sans suture.
		Procédé de Quénu....	Cholédocotomie en deux temps.
		Procédé de Quénu (pour la *fistule recto-vaginale*)..........	
		Procédé de Quénu (dans les *salpingites* et les *fibromes*)......	Hystérectomie vaginale par sec-tion médiane.
		Procédé de Quénu (pour *l'ongle incarné*).	
		Procédé de Quénu (dans les *chondromes des doigts*).........	Extirpation.

QUÉNU (Édouard) (*Suite*)......	chirurgien français, né à Marquise, le 21 juillet 1852.	**Procédé de Quénu** (dans les *sarcomes de la cuisse*)...........	Désarticulation de la hanche.
		Procédé de Quénu (pour la cure radicale de la *hernie ombilicale*)...........	
		Procédé de Quénu (dans l'*éventration*)..	
		Procédé de Quénu (dans les *mamelles kystiques*)...........	
		Procédé de Quénu (pour la *résection du trijumeau*)..........	
		Procédé de Quénu (dans la *phlébite*)....	Résection des veines, spécialement des veines du nerf sciatique en cas de sciatique variqueuse.
		Procédé de Quénu (dans le *cancer du rectum*)...........	1. Extirpation du rectum par voie abdomino-péritonéale. 2. Extirpation du rectum en deux temps. 3. Extirpation par voie sacro-abdominale (1896). 4. Extirpation par voie périnéale.
		Procédé de Quénu (dans les *hémorroïdes*).	Modification du Whitehead.
QUINCKE (Heinrich) (de Hambourg)....	chirurgien allem., né à Francfort-sur-l'Oder, le 26 août 1842.......	**Ponction rachidienne de Quincke (1890)** (dans l'*hydrocéphalie chronique et d'autres affections du système cérébro-spinal*)......	Ponction du grand cul-de-sac sous-arachnoïdien de la queue de cheval (2e ou 3e espace lombaire).
RÉCAMIER (Joseph-Claude-Anthelme).	chirurgien français, né à Rochefort, le 6 nov. 1774, mort le 28 juin 1852..	**Opération de Récamier (1829)-Czerny** (dans le *cancer ou le fibrome utérin*)......	Hystérectomie vaginale totale.
RECLUS (Paul-Jacques).....	chirurgien français, né à Orthez le 7 mars 1847.....	**Procédé de Maydl-Reclus**............	Voy. MAYDL.
REVERDIN (Jacques-Louis)..........	chirurgien suisse, né à Frontenex-Genève, le 28 août 1842............	**Greffe épidermique de Reverdin.**	Méthode de greffe cutanée, n'empruntant à la peau saine que la couche cornée et la couche de Malpighi.
REY (Alfred) (d'Alger)........	chirurgien français, né à Lyon, le 2 janvier 1847..	**Procédé de Rey (1892)** (dans la *pleurésie purulente*).......	Trépanation costale de 1 centimètre portant sur la 8e ou 9e côte.
REYBARD (Jean-François)........	chirurgien français, (de Lyon) (1790-1863).........	**Opération de Reybard (1843)** (dans le *carcinome du côlon*)...........	Colectomie.
		Procédé de Reybard (dans la *pleurésie purulente*).......	Transfixion costale avec un poinçon dit trois-quarts.
RHEA-BARTON (J.)..	chirurgien américain (1794-1871)....	**Opération de Rhea-Barton (1826)** (dans l'*ankylose vicieuse de la hanche*).	Ostéotomie inter-trochantérienne, linéaire à ciel ouvert.
RIZZOLI (Francesco) (de Bologne).....	chirurgien italien (1809-1880)......	**Procédé de Rizzoli** (pour l'*amputation de la verge*).........	
ROMÉRO..........	médecin espagnol (de Barcelone).	**Opération ou ponction de Roméro (1819)** (dans l'*épanchement intrapéricardique*)...	Péricardocentèse ou paracentèse du péricarde.

Nom	Notice	Opération / Procédé	Description
RONDEAU (A.-M.)...	chirurgien français contemporain...	Opération de Rondeau (1866) (dans l'*ophtalmie sympathique*)......	Névrotomie optico-ciliaire.
ROSE (Edmond).....	chirurgien berlinois, né à Berlin le 10 oct. 1836...	Procédé de Rose (1891) (dans le *cancer du rectum*)............	Rectostomie postérieure par amputation du canal vertébral au-dessous du deuxième trou sacré.
ROSER (Wilhelm)...	chirurgien allem., né à Stuttgart le 26 mars 1817....	Opération de Roser (1862) (dans l'*empyème récent*)...........	Résection partielle d'une côte avec ouverture de la plèvre.
		Opération de Roser (dans la *pleurésie purulente*)...........	Pleurotomie costale.
ROUGE (Louis-Phi-lippe)...........	chirurgien suisse, né à Lausanne le 23 nov. 1833, mort le 13 janv. 1895.	Opération de Rouge (1872) (dans l'*ozène ordinaire grave*)........	Rhinotomie sous-labiale.
ROUX (César)......	chirurgien suisse (de Lausanne) né le 23 mars 1857.	Opération de C. Roux (dans la *tuberculose locale*)...........	Excision en totalité de la vésicule séminale et du canal déférent.
		Opération de C. Roux-Kocher (pour l'*ostéosarcome du bassin*)........	Résection totale d'un os iliaque.
		Procédé de C. Roux (1889) (dans le *cancer du rectum*)......	Procédé à volet ou résection temporaire du sacro-coccyx.
		Procédé de Wölfler-C. Roux (dans l'*occlusion pylorique*)......	Voy. WÖLFLER. L'idée appartient à Wölfler qui ne l'a jamais exécutée; elle a été pratiquée par C. Roux.
		Procédé de C. Roux...	Création d'un *anus symphysien* qui place l'anus contre nature dans une échancrure du bord supérieur de la symphyse et permet une occlusion étanche des matières et des gaz.
		Procédé de C. Roux (dans la cure radicale de la *hernie crurale*).	Basé sur l'occlusion du canal crural au moyen d'un clou de tapissier planté en biais dans le pubis, au travers du ligament de Poupart.
ROUX (Philibert-Joseph).........	chirurgien français, né à Auxerre le 26 avril 1780, mort le 23 mars 1854.	Opération de Ph. Roux (dans la *fissure congénitale complète du voile du palais*).....	Staphylorraphie et urano-staphylorraphie.
		Opération de Ph. Roux-Blasius....	Amputation astragalo-calcanéenne.
RUDTORFFER (Franz-Xaver).........	chirurgien américain (1760-1833).	Méthode de Rudtorffer (dans la *syndactylie*)........	1. Passer un fil de plomb qui reste à demeure à l'extrémité la plus reculée de la membrane unissante; il se forme à ce niveau un canal épidermique. 2. Section de la membrane unissante.
RUGGI (Giuseppe)...	chirurgien italien, né à Bologne le 11 juin 1844...	Opération de Wylie-Ruggi........	Voy. WYLIE.
RYDYGIER (Ludwig).	chirurgien allem., né à Dossoczin en 1850........	Opération de Rydygier (1895) (dans la *rate flottante*).	Splénopexie.
SABANEJEFF......	chirurgien russe contemporain...	Procédé de Sabanejeff (1890)	Amputation intercondylienne ostéoplastique.

SALZER (Fritz-Adolf) (d'Utrecht)......	chirurgien holland., né à Wien (Autriche) en 1858.	**Opération de Salzer** (dans les *néoplasmes ou invaginations chroniques de l'intestin*)..	Exclusion et séquestration de l'intestin.
SAMTER (Paul).....	chirurgien allem., contemporain...	**Procédé de Mikulicz-Samter....**	Voy. MIKULICZ.
SAYRE (Lewis-Albert)...,	chirurgien améric., né le 29 février 1820 à Madison (New-Jersey), mort en 1899....	**Procédé de Sayre** (dans *l'ankylose de la hanche*)..........	Ostéotomie énarthrodiale.
SCHEDE (Max-Eduard-Hermann-Wilhelm)...........	chirurgien allem., né à Arnsberg, le 7 janvier 1844..	**Opération de Schede** (dans la *pleurésie purulente*)............	Résection de toutes les parois thoraciques, sauf les parties superficielles................
SCHROEDER (Karl)...	gynécologue allem., né à Neu-Strelitz le 11 sept. 1838, mort le 7 févr. 1887.	**Opération de Schroeder** (dans la *métrite du col*).............	Amputation du col utérin.
SCHUCKING (Adrian), à Pyrmont.......	chirurgien allem., né à Cologne, le 13 juillet 1852...	**Opération de Schucking** (dans la *rétroflexion utérine*)...	Fixation de l'utérus à la paroi vésico-utérine.
SCHULLER (Karl-Heinrich-Anton-Ludwig-Max).....	chirurgien allem., né à Molsdorf, le 4 janvier 1843...	**Procédé de Max Schüller** (dans les *plaies des nerfs*)..........	Quand la distance entre le bout central et le bout périphérique ne permet pas la suture, on pratique l'élongation du bout central.
SCHWARTZ (Charles-Édouard).	chirurgien français, né le 16 févr. 1852.	**Procédé de Schwartz** (dans les *ruptures tendineuses*)........	Suture du bout périphérique d'un tendon coupé avec un segment dédoublé d'un tendon voisin.
		Procédé de Schwartz (dans la *cure radicale des varices*)........	1. Ablation des paquets variqueux. 2. Ablation de larges bandes de peau. 3. Suture de la peau.
SCRIBA (Julius).....	chirurgien allem., contemporain, à Tokyo..........	**Procédé de Scriba** (1885) (dans les *névralgies rebelles du trijumeau*).	Résection temporaire de tout l'os malaire.
SÉDILLOT (Charles-Emmanuel).	chirurgien français, né le 14 sept. 1801, mort le 29 janv. 1883....	**Procédé de Sédillot** (dans les *constrictions rebelles et cicatricielles des mâchoires*).	Ostéotomie symphysienne.
SEGOND (Paul-Ferdinand)..	chirurgien français, né à Paris le 8 mai 1851...	**Procédé de Segond** (1890) (dans *l'exstrophie de la vessie*).....	Réfection d'un réservoir à parois exclusivement muqueuses.
		Procédé de Segond (1893) (dans *l'hystérectomie vaginale*)..........	Évidement conoïde central, modification du procédé primitif de Péan.
		Procédé de Segond (dans les *névralgies rebelles du trijumeau*).	Modification du Lossen-Braun.
		Procédé Américain modifié (dans *l'hystérectomie abdominale totale*)............	Voy. AMÉRICAIN.
		Procédé de Segond (dans le traitement des *fistules recto-vaginales*)...........	Procédé du dédoublement.
		Opération de Segond (dans les *rétrécissements du rectum*)....	Variété de rectotomie externe.
		Procédé de Segond (dans *l'hystéropexie*).	L'utérus est fixé à la paroi par des fils en 8 de chiffre qui sont noués sur un bourrelet de gaze. Le 12e jour, les fils sont enlevés.

SENN (Nicholas)....	chirurgien allem., né en 1844......	Procédé de Senn (dans les *pseudarthroses*)..	Deux variétés d'opérations : 1° Enchevillement central à l'aide de cylindres d'os décalcifiés. 2° Engaînement de l'os par un bracelet d'os décalcifié.
SIMON (Gustav).....	chirurgien allem. (d'Heidelberg), né à Darmstadt, le 30 mai 1824, mort le 28 août 1876......	Opération de Simon (1869) (dans les *traumatismes, fistules ou inflammations du rein*)......	Néphrectomie.
		Opération de Simon (dans le cas de *fistule urinaire*)...........	Colpoklelsis ou fermeture du vagin.
		Procédé de Simon-Marckwald (1875) (dans l'*amputation du col utérin*)......	Procédé cunéiforme.
SIMPSON (Sir James Young)..	accoucheur anglais, né à Bathgate le 7 juin 1811, mort le 6 mai 1870.	Opération de Simpson (dans le *vaginisme*)..	Section du nerf honteux interne (opération abandonnée).
SIMS (J.-Marion)..	gynécologue américain, né à Lancaster S.C. le 25 janv. 1813, mort le 13 nov. 1883.	Opération de Sims (dans le *vaginisme*)..	Section du sphincter vaginal.
		Opération de Sims (dans les *déviations utérines*)...........	Elle consiste à raccourcir la paroi antérieure du vagin, de manière à ramener en arrière le corps de l'utérus antéfléchi.
SOCIN (Auguste)....	chirurgien suisse (de Bâle), né à Vevey le 21 févr. 1837, mort à Bâle en 1899.	Procédé de Socin (dans le *goître*)......	Énucléation intraglandulaire ou strumectomie.
SOULIGOUX (Léonce).	chirurgien français, né le 3 janvier 1865.............	Procédé de Souligoux (1896) (dans la *gastro-entérostomose*)...........	Méthode de l'escarrification ou méthode par sphacèle à l'aide d'une pince écrasante et d'un caustique.
SPANTON.........	chirurgien anglais, né en 1840......	Procédé de Spanton (dans la *cure radicale de la hernie inguinale*)............	Après avoir incisé le scrotum, on invagine le sac jusqu'à l'orifice inguinal interne. Protégeant le cordon avec l'index, on prend les piliers dans un tire-bouchon dont chaque tour embroche les piliers et le sac invaginé.
SPENCER WELLS....			Voy. WELLS (Spencer).
STACKE (Ludwig)...	chirurgien allem., né à Rinteln, le 14 avril 1859...	Opération de Stacke (dans la *mastoïdite suppurée*)...........	Curettage de la caisse.
STOGANOW........	chirurgien russe contemporain.	Procédé autoplastique de Stoganow (1899) (dans la *cure radicale de la hernie inguinale*)...........	On taille deux lanières dans le bord interne des piliers ; avec ces lanières, on fait une suture en lacet de bottine.
SURMAY (de Ham)..	chirurgien français contemporain...	Opération de Surmay (dans l'*obstruction pylorique*)..........	Duodénostomie et jéjunostomie.
SZABANEJEFF......	chirurgien allem. contemporain...	Procédé de Szabanejeff-Frank (1893),......	Cône gastrique attiré par une anse de soie à travers une petite plaie adjacente.
TAIT (Lawson)....	gynécologue angl., né à Édimbourg en 1845.........	Opération de Lawson Tait (dans l'*inflammation des annexes de l'uté-rus*);............	Oophoro-salpingotomie.

TALMA (d'Utrecht)..	chirurgien hollandais contemporain..............	**Opération de Talma** (1898).............	Suture de l'épiploon à la paroi abdominale, dans le but de suppléer la circulation porte insuffisante.
TERRIER (Louis-Félix)....	chirurgien français, né à Paris, le 31 août 1837....	**Opération de Terrier** (1892) (dans les *calculs du cholédoque*)........	Cholédochotomie.
		Procédé de Terrier (dans la *gastrostomie*).	Ponction au bistouri de l'estomac; ouverture aussi petite que possible; ne laisser à demeure aucune sonde.
		Opération de Terrier (dans l'*orteil en marteau*).............	Résection cunéiforme de l'articulation.
THIERSCH (Carl)...	chirurgien allem., né à Munich, le 20 avril 1822, mort le 28 avril 1895...........	**Greffes de Thiersch.**	Greffes dermo-épidermiques.
		Procédé de Thiersch (dans l'*épispadias*)...	Simple couverture cutanée de la gouttière urétrale (ne corrige pas l'incurvation de la verge). (Voy. *Procédé de* DUPLAY.)
THURE-BRANDT....			Voy. BRANDT (Thure-).
TILLAUX (Paul-Jules).	chirurgien français, né à Aunay-sur-Odon (Calvados), le 8 déc. 1831...	**Procédé de Tillaux et Duplay** (dans les *ruptures des tendons*)....	Suture par anastomose du bout périphérique du tendon coupé dans une boutonnière pratiquée à un tendon voisin.
		Procédé de Tillaux (dans la *rhinoplastie*).	Taille d'un lambeau à pédicule, répondant à la racine du nez et descendant à la lèvre supérieure suivant une ligne sinueuse permettant de reconstituer la narine.
TILLMANNS (Hermann)......	chirurgien allem., né à Elberfeld, le 3 oct. 1844....	**Procédé de Tillmanns** (dans les *plaies des nerfs*)........	Suture directe intranerveuse, combinée avec deux ou trois points de suture indirecte névrilématique.
TRENDELENBURG (Friedrich)	chirurgien allem., né à Berlin, le 24 mai 1844.....	**Procédé de Trendelenburg** (dans la *taille vésicale*)...........	Taille hypogastrique. La peau est incisée transversalement; immédiatement au-dessus du pubis. La vessie est incisée transversalement.
		Procédé de Trendelenburg (dans l'*exstrophie de la vessie*)...........	Rapprocher le pubis, en disloquant les symphyses sacro-iliaques.
TRIPIER (Léon).....	chirurgien lyonnais, né en 1842, mort en 1874....	**Procédé de Tripier**...	1° Amputation de Chopart avec coupe horizontale du calcanéum. 2° Désarticulation astragalo-calcanéenne, avec coupe horizontale du calcanéum.
TROUSSEAU (Armand)........	ophtalmologiste français, né en 1856.	**Procédé de Trousseau** (dans le *glaucome*)...	Elongation du nerf nasal externe.
TUFFIER (Marin-Théodore).	chirurgien français, né le 26 mars 1857.	**Opération de Tuffier** (1895) (dans la *tuberculose pulmonaire*)........	Résection partielle de tissu pulmonaire ou pneumectomie.
		Procédé de Tuffier (dans la *cholédochotomie*)........	Procédé postérieur ou lombaire.
		Procédé de Tuffier (dans la *néphrectomie*).....	Néphrectomie par morcellement.

VELPEAU (Alfred-Armand).........	chirurgien français, né à La Brèche (Indre-et-Loire), le 18 mai 1795, mort à Paris le 24 août 1867....	**Procédé de Velpeau** (dans la *syndactylie*).	Inciser la membrane unissante, puis suturer la partie la plus reculée, de manière à former la commissure.
VERDUC (Laurens)..	chirurgien français, né à Toulouse, mort à Paris en 1695...........	**Méthode de Verduc** (dans les *ankyloses*)..	Redressement par rupture en plusieurs séances; entre chacune des séances, l'articulation sera immobilisée.
VERNEUIL (Aristide-Auguste-Stanislas)	chirurgien français, né à Paris le 29 nov. 1823, mort le 11 juin 1895...........	**Procédé de Verneuil** (1885) (dans l'*anus iliaque*).	Ouverture du côlon séance tenante.
		Procédé de Verneuil (dans le *prolapsus du rectum*)........	Rectopexie postérieure.
VILLENEUVE (L.)....	chirurgien français, né à Marseille, le 3 juillet 1839.	**Opération de Villeneuve** (dans la *tuberculose des voies génitales*).	Résection du canal déférent et des vésicules séminales par le canal inguinal.
VOILLEMIER (Léon-Clément)........	chirurgien français, né à Vignory (Hte-Marne), le 5 oct. 1809, mort le 11 janv. 1878.	**Opération de Voillemier** (dans les *fistules urétro-péniennes*).......	Cure radicale par avivement de toute l'épaisseur des bords de la fistule.
VOLKMANN (Richard von)...	chirurgien allem., né à Leipzig le 17 août 1830, mort le 28 nov. 1889............	**Procédé de Volkmann** (dans la *cure radicale de l'hydrocèle*)......	Incision simple.
		Procédé de Volkmann (1880) (dans l'*ankylose vicieuse de la hanche*).	Ostéotomie énarthrodiale.
WAGNER (Wilhelm).	chirurgien allem., né en 1818.....	**Procédé de Chalot-Wagner**............	Voy. Chalot.
WARDROP (James)..	chirurgien anglais (1782-1869)......	**Méthode de Wardrop** (dans l'*anévrysme artériel circonscrit*)....	Ligature au-dessous du sac, permettant à certaines collatérales de s'aboucher entre le sac et la ligature.
WATSON (Ebenezer).	chirurgien anglais (1823-1886)......	**Opération de Watson-Billroth** (1880) (dans le *cancer du larynx*)...........	Extirpation totale du larynx.
WECKER (de) (Louis).	chirurgien français, né à Francfort-sur-le-Mein, le 20 sept. 1832....	**Procédé de De Wecker** (dans la *cataracte*)...	Extraction à petit lambeau, siégeant au tiers supérieur du diamètre de la cornée.
WELLS (Sir Thomas Spencer).	chirurgien anglais, né le 3 févr. 1818, mort le 3 févr. 1897............	**Opération de Spencer Wells** (1865)-**Péan** (1867) (dans les *plaies et tumeurs de la rate*)..	Splénectomie.
WHITEHEAD (William-Riddick)...	chirurgien new-yorkais, né en 1831......	**Opération de Whitehead** (dans la *cure radicale des hémorroïdes*)....	Dissection de la muqueuse, section des ampoules veineuses et suture de la muqueuse sectionnée à la peau.
WINIWARTER (Alexander von)....	chirurg. de Liége (Belgique), né à Vienne (Autriche) le 22 avril 1848..	**Opération de Nussbaum-Winiwarter**.	Voy. Nussbaum.

WITZEL (Friederich-Oskar)	chirurgien allem., né à Laugensalza en 1856.........	**Procédé de Witzel** (1891) (dans la *gastrostomie*)	Canalisation de la paroi antérieure de l'estomac sur un tube de caoutchouc.
WLADIMIROFF (Alexander)............	chirurgien russe contemporain...	**Opération de Wladi-miroff-Mikulicz** (dans *l'amputation du pied*)...............	Extirpation de tout le tarse et d'une certaine étendue des os de la jambe, avec soudure de ce qui reste de la rangée antérieure du tarse à la section des os de la jambe.
		Procédé de Wladi-miroff-Mikulicz (1872-1881)......	Amputation tibio-tarsienne ostéo-plastique.
WÖLFLER (Anton)...	chirurgien autrich., né à Kopezen le 12 janv. 1850....	**Opération de Wölfler-C. Roux** (1881) (dans l'*occlusion pylorique*)...........	Gastro-entérostomie rétrocôlique postérieure en Y.
		Opération de Péan-Billroth-Wölfler	Voy. PÉAN.
		Procédé de Zucker-kandl-Wölfler	Voy. ZUCKERKANDL.
		Procédé de Wölfler (dans les *ruptures ten-dineuses*)...........	Procédé de suture des tendons.
WOOD	chirurgien améri-cain contempo-rain............	**Opération de Wood-Le Fort** (dans l'*exstrophie de la vessie*)...........	Procédé autoplastique.
WYETH (John Allan)	chirurgien new-yorkais, né en 1845...........	**Procédé de J. Wyeth** (1891)...............	Résection d'une moitié de la mâchoire par la voie intrabuccale, pour éviter une cicatrice externe.
WYLIE (W. Gill)....	chirurgien new-yorkais contem-porain...........	**Opération de Wylie-Ruggi** (dans la *chute en ar-rière de l'utérus*)	Raccourcissement intrapéritonéal des ligaments ronds.
ZELLER............		**Procédé de Zeller** (dans la *syndactylie*)	On fait un lambeau dorsal, qui est ensuite rabattu entre les doigts écartés et fixé par des points de suture.
ZUCKERKANDL (Emil)	chirurgien viennois, né à Raab en 1849...........	**Procédé de Zucker-kandl-Wölfler** (dans le *cancer du rectum*)...........	Méthode parasacrée.

TABLE DES MATIÈRES

TABLE ALPHABÉTIQUE DES MATIÈRES

11273-69. — Corbeil. Imprimerie Ed. Crété.

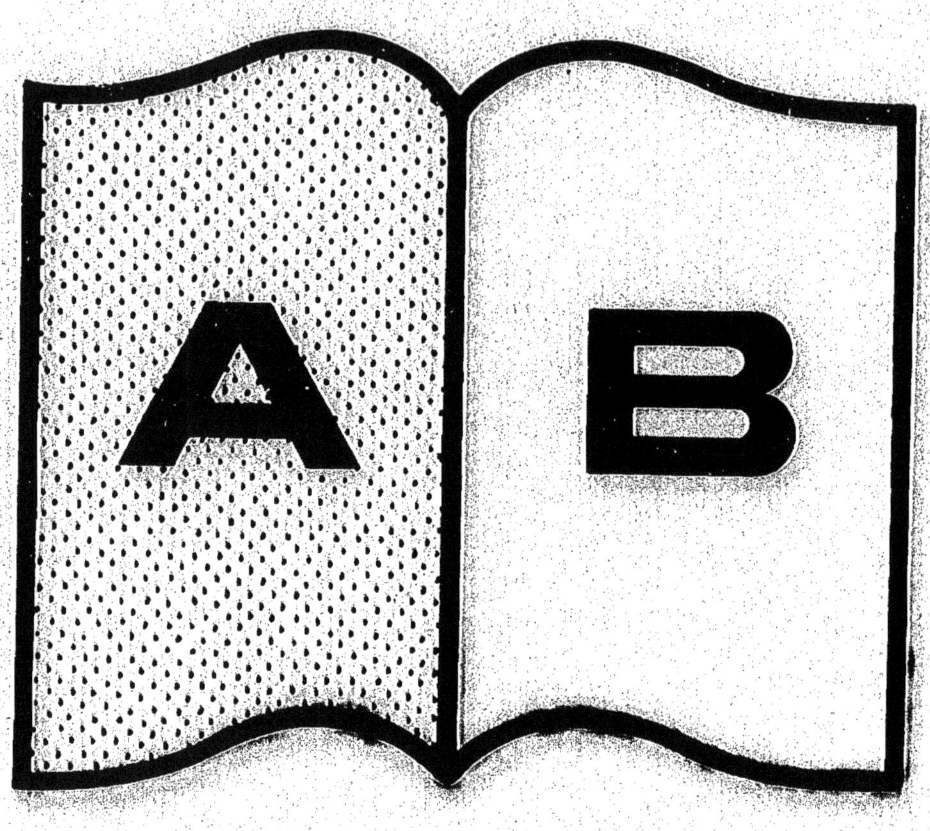

Contraste Insuffisant

NF Z 43-120-14

www.ingramcontent.com/pod-product-compliance
Ingram Content Group UK Ltd.
Pitfield, Milton Keynes, MK11 3LW, UK
UKHW020832120726
13693UKWH00002B/606